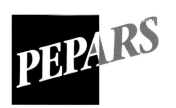

【ペパーズ】
編集企画にあたって…

　広範囲の皮膚欠損に対する再建法として外科的治療のみならず近年では陰圧閉鎖療法や人工真皮などの医療材料の開発もあり，この分野での治療法の選択幅は急速に拡がった感があります．植皮は形成外科手術手技の中では古典的な手法と言えますが，今なお重要な再建法のひとつです．形成外科医が研修を始めた際にまずは適切な縫合法の取得からトレーニングが始まると思いますが，次は植皮の技術を取得するのではないでしょうか．しかし皮弁と異なり，血流を遮断した組織を移植する遊離移植であるので一旦は血流が途絶した組織片に適切に血流が再開し，良好な植皮の全生着を得ることは意外に難しいと考えます．たかが植皮，されど植皮，です．また難治性潰瘍に対する陰圧閉鎖療法や人工真皮などの医療材料の進歩により植皮術の適応も拡がったと考えます．

　植皮は大別すると分層，全層，含皮下血管網全層と分類されますが，疾患によって，また部位によって使い分けが必要です．全層植皮や含皮下血管網全層植皮が適切に行われると color match，texture match もよく整容的に素晴らしい結果を得ることができます．他方広範囲熱傷などで薄め分層植皮を行うと瘢痕形成や拘縮形成，術後色素沈着が生じたり広範囲の donor の犠牲がでたりすることは避けられません．これらは皮弁の手術にも共通することですが，皮弁に比べてそれぞれに一長一短があり，他の術式との適応を考慮することや適切な donor を選択することがよりよい結果を得ることにつながります．

　そこで今回は「イチから見直す植皮術」というテーマを企画しました．総論では植皮術の適応，植皮片の厚さの使い分けを，疾患として植皮の適応が多い皮膚腫瘍と熱傷を中心に取り上げました．また部位としては整容面が重要な顔面を，機能面が重要な手足を，術後管理が難しい外陰部を取り上げ，各テーマのエキスパートの先生方に執筆をお願いしました．また個人的興味として植皮のタイオーバーをどのような素材で行っているのかを記述していただきました．やはり施設によって多少好みがあるようで個人的にも参考になりました．

　植皮は簡単なようにみえて実は奥が深い手術手技だと考えています．本テーマを通じて皆様の日常診療の一助となれば幸いです．

2016 年 11 月

安田　浩

KEY WORDS INDEX

和文

― あ 行 ―
陰茎 49
陰嚢 49

― か 行 ―
外陰部 49
含皮下血管網全層植皮法 1
顔面 29
局所皮弁 39

― さ 行 ―
再建 11
採皮部 11
自家培養表皮移植 21
持続陰圧療法 39
手掌 39
植皮 21,29,39,49
女性外陰部 49
人工真皮 21
整容的単位 29
切除範囲 11
全層植皮術 1

― た 行 ―
土踏まず 39

― な 行 ―
熱傷 21

― は 行 ―
皮膚悪性腫瘍 11
皮膚移植 1
分層植皮術 1

― や 行 ―
遊離植皮術 11

欧文

― A～C ―
aesthetic unit 29
artificial dermis 21
burn 21
cultured epidermal autografts 21

― D～F ―
debridement 21
donor site 11
face 29
free skin graft 11
free skin graft with a preserved subcutaneous vascular network 1
full thickness skin grafting 1

― L～N ―
local flap 39
malignant skin tumors 11
Negative Pressure Wound Therapy 39

― P・R ―
palm 39
pedal 39
penis 49
pudenda 49
reconstruction 11

― S・V ―
scrotum 49
skin graft(s) 1,21,29,39,49
split thickness skin grafting 1
surgical margin 11
vulva 49

WRITERS FILE

ライターズファイル（五十音順）

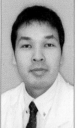

樫村　勉
（かしむら　つとむ）
2002年　日本大学卒業
　　　　東京女子医科大学形成外科入局
2004年　都立府中病院外科
2005年　埼玉県立がんセンター形成外科
2007年　都立府中病院形成外科
2009年　日本大学形成外科, 助教

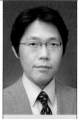

野村　正
（のむら　ただし）
1997年　和歌山県立医科大学卒業
　　　　神戸大学形成外科入局, 研修医
1999年　東京大学形成外科, 医員
2000年　神戸大学形成外科, 医員
2004年　国立病院機構姫路医療センター形成外科, 医長
2007年　神戸大学大学院医学研究科形成外科学修了
2012年　同大学形成外科, 特命講師

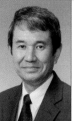

安田　浩
（やすだ　ひろし）
1984年　産業医科大学卒業
　　　　同大学皮膚科, 研修医
1985年　金沢医科大学病院形成外科, 研修医
1988年　同大学形成外科学教室, 助手
1991年　産業医科大学皮膚科学教室, 助手
1998年　同, 講師
2003年　同大学皮膚科, 助教授
2005年　同大学病院形成外科, 助教授・科長
2007年　同, 准教授
2014年　同, 診療教授

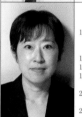

岸邊　美幸
（きしべ　みゆき）
1993年　富山医科薬科大学医学部卒業
　　　　金沢医科大学形成外科入局
1994年　浅ノ川総合病院形成外科
1995年　市立砺波総合病院形成外科
1997年　金沢医科大学形成外科, 助手
2002年　高岡市民病院形成外科, 医長
2003年　金沢医科大学形成外科, 学内講師
2015年　同, 臨床准教授

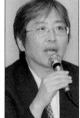

橋本　一郎
（はしもと　いちろう）
1988年　徳島大学卒業
　　　　同大学皮膚科（形成外科診療班）入局
1991年　高知赤十字病院形成外科
1992年　徳島大学皮膚科（形成外科診療班）
1996年　同大学形成外科
1999年　同, 助手
2005年　豪州 Bernard O'Brien Institute of Microsurgery 留学
2007年　徳島大学形成外科, 講師
2008年　同, 准教授
2014年　同, 教授

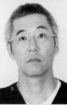

吉本　浩
（よしもと　ひろし）
1992年　長崎大学卒業
　　　　同大学病院形成外科入局
1999年　同大学院修了
2000～02年　Massachusetts General Hospital, Research Fellow
2006年　国立病院機構佐賀病院形成外科, 医長
2008年　長崎大学病院形成外科, 助教
2015年　同大学病院外傷センター, 助教
2016年　同大学病院形成外科, 講師

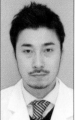

木村　勇亮
（きむら　ゆうすけ）
2007年　産業医科大学卒業
2008年　独立行政法人国立病院機構災害医療センター, 初期臨床研修
2010年　産業医科大学病院形成外科入局・後期修練医
2012年　杏林大学医学部付属病院形成外科, レジデント
2014年　産業医科大学病院形成外科, 助教

CONTENTS

イチから見直す植皮術
編集／産業医科大学病院診療教授　安田　浩

形成外科手術における植皮術の適応：分層植皮と全層植皮の使い分け…岸邊美幸ほか　1
　　　形成外科手術における各種植皮術の特徴と適応を示し，機能的，整容的に優れる
　　　含皮下血管網全層植皮術を中心に，植皮術の実際の手技を解説する．

悪性腫瘍切除時における植皮術………………………………………………木村勇亮ほか　11
　　　悪性腫瘍切除後に植皮術による再建を選択する場合は，悪性腫瘍の切除が十分で
　　　下床の血流がよいことが条件となる．また皮弁による再建が適応となる場合もあ
　　　り腫瘍の種類と部位などで再建方法を選択する．

熱傷における植皮術………………………………………………………………樫村　勉ほか　21
　　　広範囲重症熱傷治療における植皮術の手術時期，デブリードマン法，採皮法，植
　　　皮法，固定法について述べる．また，人工真皮や自家培養表皮移植について症例
　　　を提示する．

◆編集顧問／栗原邦弘　中島龍夫
◆編集主幹／百束比古　光嶋　勲　上田晃一

【ぺパーズ】PEPARS No.120/2016.12◆目次

顔面の遊離植皮術の適応と実際 …………………………………野村　正ほか　**29**
> 顔面の植皮ではエステティックユニットを理解し，術式を決定するが，皮弁を組み合わせてもよい．生着のみならず，周囲の瘢痕や二次収縮についても配慮し，整容性を高めることが重要である．

手足への植皮術 …………………………………………………吉本　浩ほか　**39**
> 手足への植皮は，整容的ならびに機能的再建が求められるので，採皮部，植皮片の厚さ，固定方法および後療法などを適切に選択する必要がある．

外陰部への植皮術 ………………………………………………橋本一郎ほか　**49**
> 外陰部は形態と機能両面を考慮した再建が大切である．陰茎，陰囊，女性外陰部のそれぞれについて皮弁と植皮の選択や植皮術における注意点などについて概説する．

ライターズファイル	前付3
Key words index	前付2
PEPARS　バックナンバー一覧	64, 65
PEPARS　次号予告	66

「PEPARS®」とは <u>P</u>erspective <u>E</u>ssential <u>P</u>lastic <u>A</u>esthetic <u>R</u>econstructive <u>S</u>urgery の頭文字より構成される造語．

新刊書籍

カラーアトラス 爪の診療実践ガイド

●編集　安木　良博（昭和大学／東京都立大塚病院）
　　　　田村　敦志（伊勢崎市民病院）

目で見る本で臨床診断力がアップ！

爪の基本から日常の診療に役立つ処置のテクニック、写真記録の撮り方まで、皮膚科、整形外科、形成外科のエキスパートが豊富な図・写真とともに詳述！
必読、必見の一書です！

2016年10月発売　オールカラー
定価（本体価格 7,200円＋税）　B5判　202頁

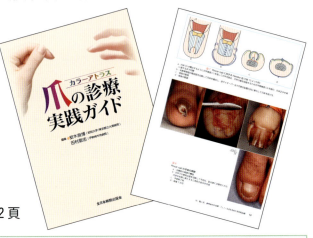

目　次

I章　押さえておきたい爪の基本
＜解　剖＞
1．爪部の局所解剖
＜十爪十色―特徴を知る―＞
2．小児の爪の正常と異常
　　―成人と比較して診療上知っておくべき諸注意―
3．中高年の爪に診られる変化
　　―履物の影響、生活習慣に関与する変化、ひろく爪と靴の問題を含めて―
4．手指と足趾の爪の機能的差異と対処の実際
5．爪の変色と疾患
　　―爪部母斑と爪部メラノーマとの鑑別も含めて―
＜必要な検査・撮るべき画像＞
6．爪部疾患の画像検査
　　―X線、CT、エコー、MRI、ダーモスコピー―
7．爪疾患の写真記録について―解説と注意点―

II章　診療の実際―処置のコツとテクニック―
8．爪疾患の外用療法
9．爪真菌症の治療
10．爪部外傷の対処および手術による再建
11．爪の切り方を含めたネイル・ケアの実際
12．腎透析と爪
13．爪甲剥離症と爪甲層状分裂症などの後天性爪甲異常の病態と対応
＜陥入爪の治療方針に関するdebate＞
14．症例により外科的操作が必要と考える立場から
15．陥入爪の保存的治療：いかなる場合も保存的治療法のみで、外科的処置は不適と考える立場から
16．陥入爪、過彎曲爪の治療：フェノール法を含めた外科的治療
17．爪部の手術療法
18．爪囲のウイルス感染症
19．爪囲、爪部の細菌感染症
20．爪甲肥厚、爪甲鉤彎症の病態と対処

III章　診療に役立つ＋αの知識
21．悪性腫瘍を含めて爪部腫瘍の対処の実際
　　―どういう所見があれば、腫瘍性疾患を考慮するか―

コラム
A．本邦と欧米諸国での生活習慣の差異が爪に及ぼす影響
B．爪疾患はどの臨床科に受診すればよいか？
C．ニッパー型爪切りに関する話題

全日本病院出版会
〒113-0033　東京都文京区本郷 3-16-4　Tel：03-5689-5989
http://www.zenniti.com　Fax：03-5689-8030

お求めはお近くの書店または弊社ホームページまで！

◆特集／イチから見直す植皮術

形成外科手術における植皮術の適応：分層植皮と全層植皮の使い分け

岸邊美幸[*1]　川上重彦[*2]

Key Words：皮膚移植(skin graft)，全層植皮術(full thickness skin grafting)，分層植皮術(split thickness skin grafting)，含皮下血管網全層植皮法(free skin graft with a preserved subcutaneous vascular network)

Abstract　植皮術は皮弁や組織拡張器による再建法の確立，レーザーの出現によってその使用頻度はかなり減少した．しかし植皮術でしか再建し得ない領域も依然存在している．また，近年の人工真皮や陰圧閉鎖療法，perifascial areolar tissue(PAT)の移植といった新しい治療法との組み合わせにより，侵襲の大きい皮弁を回避する手段としてその重要性が再認識されている．機能的，整容的再建を目的に行われる全層植皮術と，創傷の閉鎖を目的に行われる分層植皮の特徴と適応を詳述し，実際の手技の詳細を含皮下血管網全層植皮術を中心に解説する．

植皮術の適応

　従来，植皮術は瘢痕や病変部切除後の皮膚欠損に対する再建法として用いられてきたが，種々の皮弁や組織拡張器による再建法の確立，レーザーの出現によってその使用頻度はかなり減少した．しかし手術の難易度や回数，治療期間，コストなどで有利な面もあり，また眼瞼や鼻尖，口唇など組織拡張器を使用できない部位や，四肢の先天異常の再建の際に生じる小範囲の皮膚欠損には今なお第一選択としての適応を有している．また，近年では人工真皮や陰圧閉鎖療法，perifascial areolar tissue(以下，PAT)の移植といった wound bed preparation のための新しい治療法が普及し，従来は植皮を躊躇したような深部組織が露出した皮膚欠損創であっても良好な移植床を形成できるようになり，侵襲の大きい皮弁を回避し植皮術で創閉鎖を行う機会も増えてきている．

各種植皮術の特徴と適応

1．全層植皮術
A．特　徴

　皮膚のほぼ全層が植皮片に含まれ，機能的・整容的再建が可能である．

　Wolfe-Krause の全層植皮術では，真皮の深層に入り込んでいる脂肪もほぼ完全に除去する[1)]ため，真皮下の疎性結合組織が除去され真皮に損傷が加えられることになる(図1)．その結果，程度の差はあるものの厚目分層植皮法と同様，術後の著しい色素沈着，二次的収縮および硬化といった機能的障害を起こし，長期にわたる術後管理が必要となる．

　含皮下血管網全層植皮(free skin graft with a preserved subcutaneous vascular network；以下，PSVN 植皮)は前者における術後の二次的収縮および硬化を解決するために考案された[2)]．前者と異なる点は，真皮深層に入り込んでいる脂肪は除去せず，真皮下の疎性結合組織の温存を図ることで，①移植床から移植片への炎症の波及を阻止し，②二次的収縮および硬化の原因である植皮片

[*1] Miyuki KISHIBE，〒920-0293　石川県河北郡内灘町大学1-1　金沢医科大学形成外科，臨床准教授
[*2] Shigehiko KAWAKAMI，同，教授

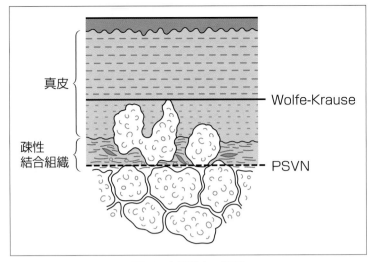

図 1. 全層植皮の種類
（吉田　純：【遊離皮膚移植術の実際】遊離全層植皮の適応と実際．PEPARS. 2：9-17, 2005. より引用）

と移植床の間の接着層における線維性癒合の影響を減少させ，③疎性結合組織内の血管網に移植床からの新生血管が直接吻合することで早期の血行再開に有利に働き皮膚の構造および機能の再構築が速やかに行われる．これらの結果，PSVN 植皮では術後の色素沈着が少なく，健常皮膚と同様の柔軟性，弾力および伸縮性が保持されることが期待される[3]．

B．適　応

皮弁や組織拡張器による再建が困難な部位の皮膚欠損が適応となる．分層植皮に比べ質感や色調が優れるが，採皮できる面積に限界があるため，広範囲の再建には適さない．具体的には，頭頸部では眼瞼や鼻尖，口囲，広範な額や頬，頸部の病変で，四肢では関節近傍，特に屈側の再建が適応となる[4]．真皮内の皮膚付属器がすべて含まれており，採皮部の組織特性をよく保持するため，眉毛の再建や乳輪の再建にも用いられる．

2．分層植皮術

A．特　徴

植皮片は表皮とわずかな真皮成分を含むのみである．術後の拘縮が顕著に生じ，大半の皮膚付属器を欠いていることから全層植皮に比べ機能的・整容的に劣る．

B．適　応

採皮部は上皮化で治癒するため，広範囲な皮膚欠損創に対して創を閉鎖する目的で用いられる．熱傷創や外傷性皮膚欠損創，巨大色素性母斑で組織拡張器を挿入する健常皮膚がない場合などが適応となる．

採皮部の損失が少ないことから，再手術になる可能性を考慮して根治的再建を待機する場合にも用いられる．たとえば，悪性腫瘍や動静脈奇形などの切除後である．また，感染の危険性や組織の viability に不安があり，生着しない恐れがある場合に選択されることもある．

特殊な用法として，皮膚の分層欠損創に対して機能的・整容的改善を目的として行われる場合がある．萎縮性瘢痕に対する dermal over grafting や，深達性Ⅱ度熱傷創に対する early tangential excision and skin grafting である．

近年，人工真皮で形成された真皮様組織の上や，陰圧閉鎖療法や PAT 移植で肉芽を形成した後に分層植皮術を行う方法が普及した[5,6]．通常の分層植皮より良好な質感が得られ，全層植皮に近い質感を再建できるとの報告もみられる[7]．

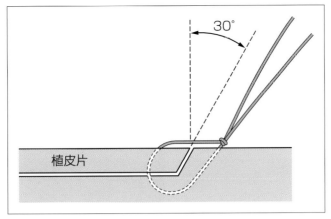

図 2. 移植床と植皮片の接着面
斜めに皮切を行うことで,移植の際により広い真皮接着面が得られる.
(吉田　純:【遊離皮膚移植術の実際】遊離全層植皮の適応と実際.
PEPARS. 2:9-17, 2005. より引用)

植皮術の実際

筆者らの施設で行っている植皮術の手順と留意すべき点を解説する.

1. 全層植皮術(PSVN 植皮)[8)9)]

A. 移植床の準備

病変部の切除もしくはデブリードマンでは,辺縁は欠損部に向かいやや斜め(60°程度)になるように切開する.出血点は丁寧に止血するが,焼灼しすぎると移植床と植皮片の間に壊死組織を介在させることになり,血行再開を阻害する.

瘢痕の切除を行う際は,瘢痕組織はすべて切除しなければならないが,正常の脂肪組織の上に薄く一層の結合組織を残すようにして移植床の凹凸を最小限にとどめる.深部組織が露出したり陥凹が生じたりした場合は,組織を寄せて縫合したり,脂肪組織をトリミングするなどして,なるべく平坦な移植床を形成する.

B. 植皮片の採取

拘縮を有する場合は病変部の切除と拘縮解除の後に,拘縮を有しない場合は病変部の切除前に採型する.皮膚欠損部の形を濾紙に写し取り,これをもとに採皮部にデザインを行う.関節部や顔面,特に眼瞼や口角,頸部のように動きのある部分では,欠損部周囲の皮膚を十分伸展させた状態で採型する必要があり,これを怠ると過小な植皮片によって可動域制限を残す結果となる.採皮部では,皮膚に均一な緊張をかけた状態でデザインを行い,移植片が過剰に大きくなるのを防止する.

デザインした植皮片より外側の皮下にエピネフリン加局所麻酔剤を注射し,5~10分程度待機する.皮膚が白くなり十分な血管収縮が得られた時点で,15番または10番のメスで皮膚を採取する.皮膚切開は,わずかにメスの刃先が植皮片側に向くように傾けた状態で行う.これは移植床と植皮片の真皮接着面を広くし,全層植皮でしばしばみられる植皮片辺縁での壊死を防止するためで,移植床辺縁を斜めに切るのも同じ理由からである(図2).植皮片の辺縁を皮膚全層で切開した後,辺縁を損傷しないようフックなどで愛護的に皮膚を挙上し,少量の脂肪をつけた状態で少しずつ挙上していく.ある程度挙上したらガーゼなどで皮片を把持し,上方へ引き剝がすように牽引しながら切離すると,均一に脂肪組織がついた状態で採取できる.

C. 植皮片の処理

切離した植皮片を生理食塩水で湿らせたガーゼの上に真皮面を上にして置き,凸面に伸展させながら曲剪刀で脂肪を除去していく(図3).通常の全層植皮では真皮深層に入り込んだ脂肪を除去する際に真皮も一部切除することになるが,PSVN 植皮では真皮と脂肪の間に存在する疎性結合組織

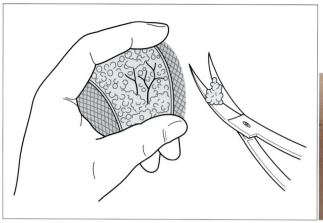
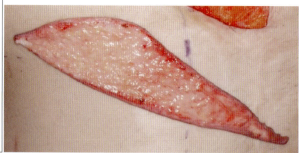

a．緊張をかけ裏面から脂肪を切除する．　　　　b．疎性結合組織を温存した PSVN 植皮片

図 3．植皮片の処理
（吉田　純：【遊離皮膚移植術の実際】遊離全層植皮の適応と実際．PEPARS．
2：9-17，2005．より引用）

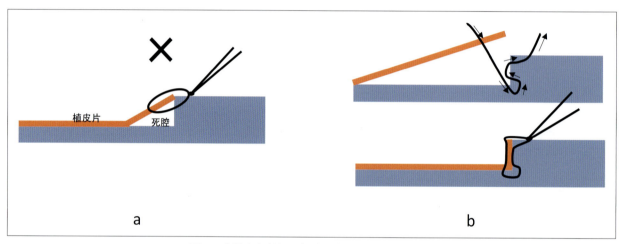

図 4．移植床と創縁の段差が著しい場合の固定法
a：植皮縁の辺縁の下に死腔や血腫ができ，生着不良をきたす．
b：移植床に密着させるための縫合法

およびそこに含まれる血管網を温存するように行う．目に見える血管を多少損傷しても，疎性結合組織内には視認できない血管が多く存在するので，あまり神経質になる必要はない．生着を成功させるためには，① 皮下脂肪はできる限り除去することと，② 真皮には決して損傷を与えず疎性結合組織や真皮内に入り込んだ脂肪は残しておくことが重要である．作成した植皮片は使用するまでの間，乾燥を避けるため生理食塩水ガーゼに包んでおく．

D．植皮片の縫合固定

原則としてタイオーバー法を行うので，固定用の糸は植皮片の大きさに応じて 3-0～5-0 のナイロン撚り糸を使用する．大きな植皮では結紮しやすいように通常より長い糸（60～70 cm）を使用する．植皮片を移植床に置き，植皮片にかかる緊張が均一になるようキーポイントとなる部分を数か所固定する．その後同様に 0.5～1 cm の間隔で縫合固定する．結紮は糸の中央で行い（糸の断端が同じ長さになるように），結び目は創縁外側に作る．辺縁の段差が著しい場合には，植皮片の下に死腔が生じないように，下床にアンカーをかける（図 4）．糸痕を残したくない部位では，早期に撚り糸を抜糸できるように，撚り糸の間に 6-0 や 5-0 ナイロン糸で結節縫合を加えておく．また露出部

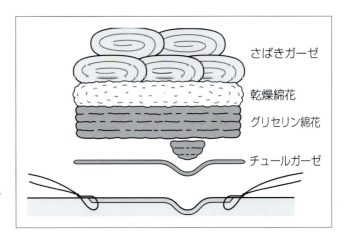

図 5.
タイオーバー法で用いられる材料
（吉田　純：【遊離皮膚移植術の実際】
遊離全層植皮の適応と実際．PEPARS.
2：9-17，2005．より引用）

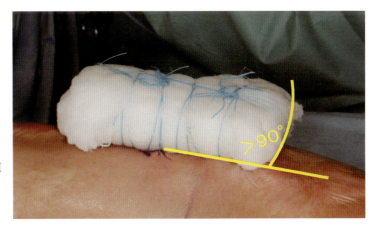

図 6.
タイオーバー固定
固定糸の立ち上がりの角度は，植皮片の辺縁が十分圧迫されるように鈍角にする．

では術後の瘢痕の拡大を最小限にするため 6-0 や 5-0 ナイロン糸（もしくは吸収糸）での埋没縫合を行うことを推奨する．

E．タイオーバー固定

　縫合終了後に，どの束同士を結紮するか考慮しながら糸を数本ずつ束状に分け，モスキートペアンで挟んでゆく．固定用の糸を結紮する直前に，鈍針（あるいは血管内留置針の外筒）をつけた注射器に生理食塩水を入れ，縫合部の間隙から植皮片下に注入して洗浄を行う．排液中に新鮮血が持続してみられるようなら，躊躇せず一部を抜糸して止血を行う．排液が透明（出血がない）になったのを確認した後，植皮片の上にチュールガーゼを置き，滅菌グリセリンに浸して軽く絞った綿花を重ねる．グリセリンは，長期にわたり植皮片に適度な湿潤環境を提供し，綿花が乾燥して硬く変形するのを防止する．綿花は採皮用に作成した型紙を用いて，植皮片より一回り大きめの相似形としてあらかじめ切り出しておく．綿花を植皮片より大きめにするのは，結紮による縫合部への過緊張を軽減させることと，結紮時に植皮片に皺ができないように外側への張力を加えるためである．移植床に陥凹部分がある場合は，先に細かく裂いたグリセリン綿花を充填し表面を平坦化する．さらに乾燥綿花やさばきガーゼを重ねて形を整える．固定材全体の厚さの目安は，植皮片の短辺の長さとし，ガーゼ，乾燥綿花，グリセリン綿花の厚さは三等分としている（図 5）．

　結紮は中心部より相対する束同士を順次綿花上で結んでいき，綿花ごと植皮片を固定する．重ねた綿花がずれないように助手に押さえさせた状態で，植皮片を伸展させるためまず糸を外側に引っ張り，続いて綿花の縁に沿って上方に持ち上げ結紮する．この際，植皮片縁での固定糸の立ち上がり角度が鋭角になる（内側に傾斜する）ようなら，綿花や乾燥ガーゼを追加し鈍角（90°以上）になるように調節する（図 6）．結紮の強さは，綿花やさばきガーゼに糸が軽く食い込み植皮片周囲の皮膚

がわずかに持ち上がる程度とするが，PSVN 植皮の際はこれよりもやや強めに行う方がよい．また小さなタイオーバーや骨上などの下床が硬い場合は，弱めにしないと植皮片への血行再開が遅れる．一方，大きなタイオーバーや下床が軟らかい場合は，逆にかなり強めに行わないと血腫を形成しやすい．固定後，縫合部の浮き上がりを防止し血腫の排出を促す目的で，生食で湿らせたさばきガーゼをタイオーバー周囲に巻く．さらにその周囲を綿花やガーゼで覆ったのち，弾力包帯で固定する．関節の近傍であればギプスシーネも考慮するが，タイオーバーの上を圧迫しないように注意する．また，起立した際に重力の影響を受けやすい部位では，綿花が下垂し植皮片と移植床との間に間隙が生じるため，バンテージを装着させるなどの対策を講じる必要がある．

F．術後管理

移植部の安静保持が重要である．顔面や頸部など咀嚼の影響を受ける部位では，術後 10～14 日間は食事内容を軟らかいものにし，広範囲の植皮や移植床の条件が悪い場合は流動食や経管栄養の導入を考慮する．術後 2～3 日目よりタイオーバー周囲のガーゼを交換し，血腫や感染の有無を観察する．タイオーバーの除去は顔面では 5 日目，その他の部位では 7 日目に行い，生着が良好であれば順次抜糸する．ナイロン糸の結節縫合や真皮縫合を加えている場合は，タイオーバー除去と同時に固定糸の全抜糸を行う．

G．生着不良時の対処

タイオーバー除去時に，植皮片内に水疱が形成されていたり，暗赤色で表面が浸軟していたり，白色調を呈していることがある．数日間の生理食塩水の湿布と圧迫固定で回復することが多いが，表層壊死に陥り潰瘍化した場合は，その面積によって外用剤での保存療法を行うか，再手術を行うかを決定する．深層の真皮成分が生着していれば，瘢痕治癒を待つことなく分層植皮を行う方がよい（図 7）．しかしこのようにして生着した植皮片は，のちに強い炎症性色素沈着と瘢痕性の硬化，拘縮を生じるため，通常より長期間の後療法を要する．

H．後療法

弾力包帯やサポーター，指(趾)ではコーバン®(3M 社)などを巻いて移植皮膚の圧迫伸展固定を行う．可動部であれば植皮片にスポンジ(レストン®：3M 社，フィックストン®：ニチバン)をあて，弾力包帯を巻く．植皮片が落ち着いてくると色調の改善や表面の乾燥化がみられるので，縫合部のサージカルテープ貼付を患者に指導する．これらの処置は PSVN 植皮であれば 1 か月，Wolfe-Krause の全層植皮であれば 3 か月程度継続することが望ましい．また術後約 2 年は紫外線による色素沈着をきたしやすいため，遮光に努め日焼け止めの外用剤を使用する．

2．分層植皮術

A．移植床の準備

全層植皮術と同様である．シルバーナイフやフリーハンドナイフ，剃刀などでデブリードマンを行う場合は，あらかじめ外周をメスで浅く切開しておくと鋸歯状の醜状痕を生じない．

B．植皮片の採取

小範囲であればシルバーナイフや剃刀，広範囲であれば電動式(もしくは気動式)デルマトームで採皮を行う．採皮はどこからでも可能だが，筆者らは若年者や女性に対しては毛髪で採取痕が隠れる頭皮を第一選択としている．

C．植皮片の処理

冷たい生理食塩水の中で使用するまで保存する．頭皮から採取した場合は，皮内に残存する毛髪を丁寧に除去する必要がある．小範囲であればシート状で使用するが，血腫形成が危惧される場合や広範囲の植皮では，網状に加工して使用する．網状で使用する場合は，特に四肢に移植する際はスリットの方向と関節面が直交しないように植皮片を配置し，術後の拘縮を少しでも軽減する配慮が必要である．植皮片が余れば，滅菌シャーレなどに移し 5 日程度の冷蔵保存が可能である．

D．植皮片の固定

植皮片の移植床への固定は，ナイロン糸やス

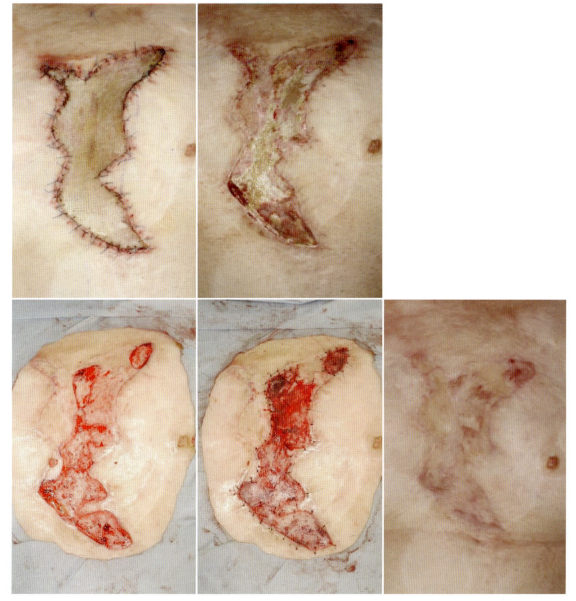

図 7. 前胸部の熱傷瘢痕拘縮

a b
c d e

a：減張植皮(鼠径部からの PSVN 植皮術)の術後 7 日．タイオーバーによる過圧迫が原因で血行再開が遅延，植皮片は白色調を呈している．
b：術後 15 日．壊死の範囲が明らかとなった．
c：デブリードマンを行うと真皮深層は生着しているのが確認された．
d：分層植皮術を行った．
e：術後 1 年の所見．植皮片の面積は保たれている．

テープラーを用いる．抜糸が困難な小児では，短期間で脱落する吸収糸(バイクリルラピッド®：エチコン)を用いることもある．通常タイオーバー固定は必要なく，圧迫包帯などで十分である．小児など患部の安静が保持できない症例や，陰部など包帯による固定が難しい部位ではタイオーバー固定を行うこともある．平坦な部位で小範囲であれば，滅菌した粘着シートテープを直接植皮片の上から貼って固定すると簡便である[10]．

E．術後管理

術後 3～5 日目に植皮片の観察を行う．植皮片の下に血腫が透見できれば穿刺して排出する．

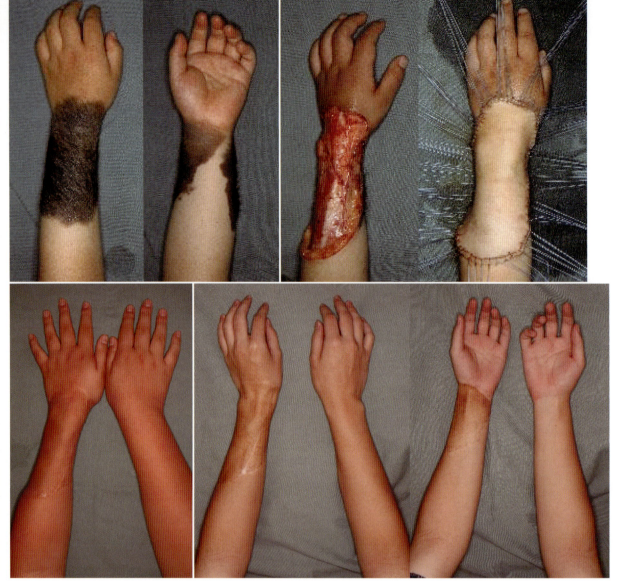

図 8. 症例 1：左前腕の巨大色素性母斑
a：ほぼ全周性の母斑を認める.
b：伸側と屈側で 2 回に分けて切除し，鼠径部から採皮して PSVN 植皮術を施行した.
c：術後 4 年の所見
d：術後 12 年の所見

F．生着不良時の対処

初回観察時に脱落やずれによる欠損部が確認され，手術時に余った植皮片が保存されていれば追加移植を行う．

G．後療法

真皮成分が少ないため，術後の収縮が生じやすい．全層植皮術に準じて，部位に応じた方法で圧迫を継続する．皮膚付属器が少ないため，長期にわたって保湿や油分の補充が必要となる．

症例提示

症例 1：前腕部のほぼ全周にわたる巨大色素性母斑で，屈側と伸側で 2 回に分け，鼠径部から PSVN 植皮術を行った(図 8)．

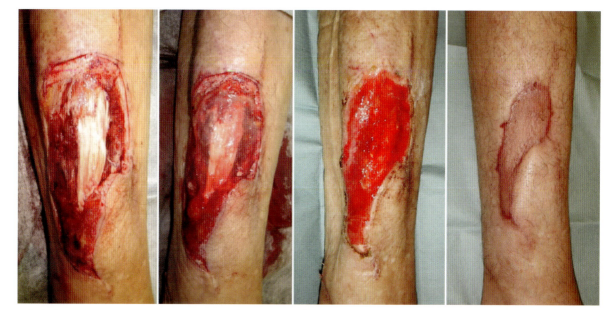

a｜b｜c｜d　　図 9. 症例 2：腱が露出した下腿外傷性潰瘍
　　　　a：デブリードマン後
　　　　b：PAT を移植し，人工真皮で被覆した．
　　　　c：PAT 移植後 13 日目．良好な移植床が形成され分層植皮術を行った．
　　　　d：術後 1 か月の所見

症例 2：腱が露出した下腿の皮膚潰瘍に，PAT 移植を行い移植床を形成した．PAT の乾燥を防ぐために人工真皮で被覆し，塩基性線維芽細胞増殖因子（basic fibroblast growth factor，フィブラスト®スプレー：科研製薬）も併用した．露出した腱が肉芽で覆われるのを待ち，分層植皮術を行った（図 9）．

参考文献

1) Krause, F.：Ueber die Transplantation grosser ungestielter Hautlappen. Arch Chir. **13**：177, 1893.
2) Tsukada, S.：Transfer of free skin grafts with a preserved subcutaneous vascular network. Ann Plast Surg. **4**：504-506, 1980.
3) 塚田貞夫：世代相伝の形成外科　遊離自家植皮術とその生物学的治癒過程．形成外科．**47**：807-816, 2004.
4) 川上重彦ほか：全層植皮の適応と採取法．形成外科．**42**：S117-S120, 1999.
5) 島田賢一：【人工真皮の現況と展望】人工真皮と陰圧閉鎖療法を用いた皮膚・皮下組織欠損の治療．形成外科．**58**：1333-1342, 2015.
6) 宮永　亨ほか：腱や骨露出創に対する perifascial areolar tissue（PAT）移植の有用性．形成外科．**55**：1355-1361, 2012.
7) Heimbach, D. M., et al.：Multicenter postapproval clinical trial of Integra dermal regeneration template for burn treatment. J Burn Care Rehabil. **24**：42-48, 2003.
8) 川上重彦ほか：【Skin surgery】Ⅰ．基本手技　遊離植皮．形成外科．**44**：S39-S45, 2001.
9) 島田賢一：【遊離植皮術のコツと update】含皮下血管網全層植皮．PEPARS．**34**：7-14, 2009.
10) Davery, R. B.：The use of an adhesive contact medium（Hypafix）for split skin graft fixation；12-year review. Burns. **23**：615-619, 1997.

好評書籍

複合性局所疼痛症候群(CRPS)をもっと知ろう
―病態・診断・治療から後遺障害診断まで―

編集　堀内行雄(川崎市病院事業管理者)

日常診療で鑑別に頭を悩ませたことはありませんか？

治療に難渋する「痛み」を伴うCRPSの"今"をわかりやすくまとめました．診断や治療にとどまらず、後遺障害診断や類似疾患まで網羅！早期診断・早期治療のための必読書です！！

オールカラー　B5判　130頁　定価(本体価格　4,500円＋税)

<目次>
Ⅰ．病　態
　CRPS：疾患概念の変遷と最新の研究動向
Ⅱ．診　断
　CRPS診断の実際―判定指標と診療方針の概論―
　CRPSの画像診断―BMD計測およびMRSによる診断―
Ⅲ．治　療
　早期CRPSの考え方とその対策―超早期ステロイド療法の実際を含めて―
　CRPS様症状を訴える患者への精神科的アプローチ―鑑別診断も含めて―
　CRPSの薬物療法―病状，病期による薬物の選択―
　CRPSに対する漢方治療の実際
　CRPSのペインクリニックにおける治療―早期治療と慢性疼痛対策―
　温冷交代浴の理論と実際
　CRPSに対するリハビリテーションの実際
　CRPS typeⅡの手術療法
　CRPSに対する手術治療―病態別治療と生体内再生治療―
Ⅳ．後遺障害
　CRPSの後遺障害診断―留意点とアドバイス―
Ⅴ．関連・類似疾患
　採血による末梢神経損傷とCRPS
　ジストニアの診断と治療
　線維筋痛症(機能性疼痛・中枢機能障害性疼痛)の診断と治療，診断書記載

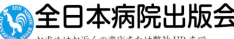

全日本病院出版会
〒113-0033　東京都文京区本郷3-16-4　Tel:03-5689-5989
http://www.zenniti.com　　　　　　　　Fax:03-5689-8030
お求めはお近くの書店または弊社HPまで

◆特集/イチから見直す植皮術

悪性腫瘍切除時における植皮術

木村勇亮[*1]　三宅順子[*2]　安田　浩[*3]

Key Words：遊離植皮術(free skin graft)，皮膚悪性腫瘍(malignant skin tumors)，切除範囲(surgical margin)，採皮部(donor site)，再建(reconstruction)

Abstract　皮膚悪性腫瘍切除後の植皮術に関して概説した．まず念頭に置くべき点として，皮膚悪性腫瘍の適切かつ確実な切除が第一であり，切除によって生じた皮膚欠損創の状態で植皮やその他の再建を選択すべきである．その上で，植皮術を選択する場合は機能性・整容性やドナーサイトの犠牲をよく検討することが重要である．皮膚悪性腫瘍の手術では再建を考慮した皮膚悪性腫瘍切除ではなく，皮膚悪性腫瘍切除の結果生じた欠損創の再建であることが重要である．

はじめに

　遊離植皮術は，手技が比較的に簡便で筋皮弁や遊離皮弁と比較すると低侵襲な手技の1つである．そのため，高齢者における治療の手段として選択されることも多い．良性腫瘍では，一般に切除後に縫合による1次閉鎖が困難な部位，または腫瘍径が大きく縫合閉鎖が困難な場合に遊離植皮術が選択されることがある．この場合は術後の整容性も検討した上で texture match を考慮した植皮術を行う必要がある．他方，皮膚悪性腫瘍切除時の植皮の絶対適応はないと考えられ，悪性腫瘍切除の場合は有茎皮弁，遊離皮弁などの他の再建方法を含めた総合的な適応を個々の症例で検討すべきである．悪性腫瘍の場合では，腫瘍切除に応じた再建を行い，確実な腫瘍切除を踏まえたうえで植皮術が必要となる．さらに，植皮術では腫瘍切除後に血流の豊富な移植床を準備する必要があ

り，悪性腫瘍切除の際に，移植床の確保のために切除が不十分になることはあってはならない．これらの考え方を踏まえ，本稿ではいくつかの症例を供覧しつつ，悪性腫瘍切除後における遊離植皮術を中心に解説する．

代表的な皮膚悪性腫瘍と治療方針について

　一般に局所再発の傾向が強い基底細胞癌や，転移する傾向が強く比較的予後不良とされる悪性黒色腫など，皮膚悪性腫瘍はその性質，悪性度は様々である．また，悪性腫瘍の鑑別診断上に Bowen 病や日光角化症といった，いわゆる前癌病変といったものも存在する．このように，適切な診断のもとに治療を行わないと腫瘍に対して切除量が過剰になってしまう場合や切除量が足りずに結果として腫瘍を残存させてしまう場合も考えられる．そこで皮膚悪性腫瘍に対する治療で重要となる点は，切除範囲の決定である．山本は[1]，腫瘍を広範囲に切除するためには，3次元的に考慮した切除範囲を意識することが基本であり，腫瘍の浸潤性に対応する水平方向の horizontal margin と，腫瘍の深達度に対応する垂直方向の vertical margin を十分に設けて切除することが必要であると

[*1] Yusuke KIMURA，〒807-8555　北九州市八幡西区医生ヶ丘 1-1　産業医科大学病院形成外科，助教
[*2] Junko MIYAKE，同，助教
[*3] Hiroshi YASUDA，同，診療教授

表 1. UICC における非黒色腫皮膚癌(carcinoma of skin)の TNM 分類(文献 2 より改変)

Stage(病期)	T*	N**	M***
0 期	Tis	N0	M0
I 期	T1	N0	M0
II 期	T2	N0	M0
III 期	T3	N0	M0
	T1, T2, T3	N1	M0
IV 期	T1, T2, T3	N2, N3	M0
	T4	N に関係なし	M0
	T, N に関係なし		M1

*T 分類:原発巣のサイズと筋肉や骨への浸潤の程度で分類
**N 分類:所属リンパ節転移の有無で分類
***M 分類:遠隔転移の有無で分類

表 2. 基底細胞癌における治療指針(文献 2 より改変)

原発巣からの切除範囲	リンパ節郭清の有無
T1:5 mm	(−)
T2:5〜10 mm	(−)
T3:10〜15 mm	(−)/(+)
T4:10〜15 mm	(+)

している.また,適切な切除範囲の設定に努めることとし,不必要な高侵襲を加えてはいけないとしている.悪性腫瘍切除においては確実な病変の摘出と適切な切除範囲の決定が重要である.腫瘍の切除範囲に関しては成書に記載があるが,日本皮膚悪性腫瘍学会発行の皮膚悪性腫瘍取り扱い規約における代表的な皮膚悪性腫瘍の切除範囲を提示し解説を行う.

1. 基底細胞癌(basal cell carcinoma)

基底細胞癌は,一般に局所浸潤性は高いが転移は極めて稀という生物学的特性を持つ皮膚悪性腫瘍である.そのため,臨床上 N1, M1 の症例に遭遇することは稀である.また,本邦における基底細胞癌は,色素性の皮膚腫瘍であり色素性母斑や脂漏性角化症,悪性黒色腫との鑑別が重要であると言える.表 1[2)]に本疾患の病期分類を示すが,基底細胞癌の病期分類は UICC における非黒色腫皮膚癌(carcinoma of skin)の TNM 分類に準じており,臨床上においては後述する有棘細胞癌における病期分類と同様である.実際の腫瘍切除に関しては表 2 に示すが,腫瘍の境界が明瞭な結節を形成している場合では腫瘍の大きさによって腫瘍辺縁より 3〜5 mm 離して切除している.しかしながら,境界が比較的不明瞭とされる強度症型や破壊型では腫瘍辺縁より 10 mm 以上離してもしばしば断端陽性となることがあるので,術中迅速病理検査を行い最終的な切除範囲を決定することが望ましい.切除の深さについては,一般に脂肪深層まで含めた切除で十分であると思われるが,腫瘍の大きさによっては術前の画像検査による切除レベルの検討は重要であると筆者は考える.いずれにせよ,臨床型,病変の大きさ,深部方向への浸潤の程度などを考慮して切除範囲を調整する必要がある.その他に,鼻部や眼瞼縁に発生した基底細胞癌はしばしば鼻腔粘膜側や結膜側まで腫瘍が浸潤している症例に遭遇する.このような場合には,前述のように術中迅速病理検査を行うが全層での切除となることが多い.そのため,筆者は鼻部や眼瞼側に発生した場合は,腫瘍切除後に局所皮弁による再建が適応となる場合が多いと考えている.

2. 有棘細胞癌,扁平上皮癌(squamous cell carcinoma)

有棘細胞癌は表皮ケラチノサイトへの分化を示す皮膚悪性腫瘍であり,腫瘍細胞が角化傾向を示すことが特徴とされる.また,有棘細胞癌は表皮内癌(SCC in situ)や熱傷瘢痕,慢性放射線皮膚炎

表 3. 有棘細胞癌における治療指針(文献 3 より改変)

病期 (UICC, 2009)	原発巣からの切除範囲	リンパ節郭清	追加療法など
in situ	0.5 cm	(−)	凍結療法や放射線の局所療法でも可
I	1〜2 cm	(−)	同上
II	1〜2 cm	(−*)	同上
III (T3)	2〜3 cm	(−*)	
(N1)	2〜3 cm	(+)	化学,放射線療法および根治的リンパ節郭清

Stage IV は化学療法や放射線療法を主体とした集学的治療を行う.症例によっては補足的な手術を施行することもある.
*Sentinel node biopsy を行ってもよい.

表 4. 悪性黒色腫の原発巣と臨床所見に基づいた切除指針(文献 6 より改変)

原発巣の術前検査所見	水平方向切除指針
In situ 病変	病変辺縁から 3〜5 mm 程度離す*
Tumor thickness が 1 mm 以下の病変	病巣辺縁から 1 cm 程度離す
Tumor thickness が 1〜2 mm	病巣辺縁から 1〜2 cm 程度離す
Tumor thickness が 2〜4 mm	病巣辺縁から 2 cm 離す**
Tumor thickness が 4 mm を超える	病巣辺縁から 2 cm が推奨**

*顔面で腫瘍径が 2 cm 以上の病変は 5 mm 以上のマージンを設ける.
**解剖学的に 2 cm マージンの確保が困難な場合があり 1〜2 cm のマージンでも許容される.
***深部の切除断端は侵入の深さに応じて決定する.一般的には皮下組織全層で切除する.

といった前駆症から生じてくることが多いとされている.皮膚悪性腫瘍取り扱い規約[3]では,病期すなわち腫瘍の大きさによる切除マージンを推奨している.皮膚有棘細胞癌の治療指針を表 3[3]に示す.筆者は腫瘍の大きさによるが,腫瘍辺縁より 10〜30 mm 離して水平方向を切除し,垂直方向に関しては脂肪組織深層で切除している場合が多い.しかしながら,腫瘍が極度に大きく進展している場合は術前に画像検査を行い,腫瘍深部の切除レベルを検討する必要がある.また,皮膚悪性腫瘍診療ガイドラインでは,腫瘍の大きさ,組織学的分化度,初発/再発などの因子から低リスク群と高リスク群に分類し切除マージンを推奨しているが,これによると低リスク腫瘍では 4〜6 mm,高リスク腫瘍では 6〜10 mm のマージンでよいとされている[4].上記の規約またはガイドラインに準じつつ,個々の症例ごとに切除範囲の決定を行うことが必要である.

3.Bowen 病

有棘細胞癌における表皮内癌(SCC in situ)とされ,日常の臨床において遭遇する機会が多い.腫瘍細胞には異型を認めるため,皮膚悪性腫瘍に準じて切除している.筆者は,境界明瞭なものは 3 mm,不明瞭なものは 5 mm 以上離して切除する.垂直方向に関しては,迅速病理検査にて確認することが必要であるが,脂肪組織上層で切除している場合が多い.顔面に発生した場合は,局所皮弁による再建を検討するが,その他の部位では植皮を選択する場合が多い.

4.悪性黒色腫(malignant melanoma)

本腫瘍は悪性度が非常に高く,治療に際しては的確な診断が必要とされる.また,黒褐色調を呈する病変から無色素性と言われる病変を示すものまであり,本疾患と他疾患との鑑別も多岐にわたることがある.臨床において,外来での診察時に有用なのがダーモスコピーによる診察である.し

かしながら，ダーモスコピーによる診察でも診断がつかない場合は皮膚生検を行う必要がある．いずれの場合でも悪性黒色腫と疑った場合は，診断確定後速やかに根治的手術を実施できるような治療計画を立てる必要性がある．本腫瘍は，浸潤の深さと潰瘍形成の有無が主要な予後規定因子[5]となっており，腫瘍の深さは顆粒層上層から病変最深部までの距離(tumor thickness)として重要な指標がある．これらの指標から，病期分類がなされ治療法を選択することとなる．病期別の分類もあるが，切除範囲は局所の腫瘍の状態に応じた手術が必要であり，表4[6]の切除指針が適当である．外科的な切除範囲に関しては，最近30年の研究でその切除範囲は縮小傾向にある．水平方向の場合，現在では in situ では 3～5 mm 切除，2 mm 以下の厚さでは 10 mm 離して切除することが推奨されている．2 mm 以上の場合は 10～20 mm 離して切除することとし，可能ならば 20 mm に近づけることが推奨されている[6]．垂直方向に関しては，Kenady や Søndergaard らは下床に筋膜をつけて切除した場合に予後の改善に寄与しないと報告しているが[7][8]，広範囲な切除を含め個々の症例に応じて切除範囲を決定するべきであると考える．

5．乳房外 Paget 病

外陰部に発生することが多く，70 歳以降の高齢者に多いが，40 歳代の壮年期にも認められることがある．本邦では，男性に多く女性の2倍の頻度である．本疾患は，表皮内に始まり，長期間にわたって水平方向に拡大するが真皮方向への垂直方向の浸潤も高い頻度でみられることがある．進行した症例では，腺癌と同じ様相を呈するので注意が必要となる．腫瘍病変の切除範囲に関しては，皮膚悪性腫瘍取り扱い規約[9]では進行度に関係なく，一般的に，水平方向の場合皮膚側で 30 mm，粘膜側で 10 mm 離して切除するようにとある．境界不明瞭な場合は術前に mapping biopsy を行い，切除範囲を決定することもある．垂直方向は皮膚付属器を含めれば十分であるとされる．また，脱色素部でも Paget 細胞が陽性となる場合があり注意を要する．当然ではあるが，病変切除時に迅速病理診断検査を施行し，病変の完全切除を目指す．

手術方針にて植皮を選択する場合

切除後の縫合閉鎖が困難である巨大な色素性母斑や上下眼瞼にまたがるような特殊な部位など，このような場合では植皮術が選択されることも多い．しかしながら，皮膚悪性腫瘍治療における再建に関しては，植皮術を絶対的な適応とする著述はこれまでにない．山本は適切な horizontal & vertical margin の設定に努め患者に不必要な高侵襲を加えず，欠損部に応じてベストな整容的・機能的再建手術を選択するとしている[1]．筆者も腫瘍切除が皮膚悪性腫瘍の性状や部位によって異なるため，症例ごとに治療法を丁寧に検討し植皮術による創部閉鎖を行うのか，有茎または遊離皮弁による再建を選択するのかを十分に検討する必要があると考える．今回は，悪性腫瘍切除後の植皮を選択するにあたり私見を提示する．

1．腫瘍切除範囲が小さく皮膚全層または皮下組織浅層で切除できる場合

Bowen 病など腫瘍細胞が表皮内(in situ)にとどまる場合や腫瘍が脂肪組織上層レベルで切除が可能であれば全層植皮で整容的な問題も解決できると考える．また，有茎皮弁などで再建すると bulky となる部位にも植皮を選択する場合が多い．代表症例を図1に示す．

2．局所再発の可能性が高い場合

局所再発の可能性が高い腫瘍を扱う場合，また腫瘍切除後に有茎や遊離皮弁による再建で皮膚欠損部を被覆できない場合も時としてあると思われる．このような場合では，筆者は分層植皮術を選択する．また，分層植皮により術後の経過を観察しやすくなる場合もある．症例を図2に示す．しかしながら，このような腫瘍を扱う場合は筋膜レベルまで切除することが多く，分層植皮ではかなり陥凹した創面となるので術前や他の再建法についても十分な説明を行ったうえで患者からの了解

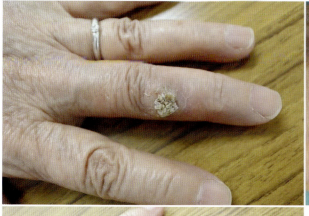
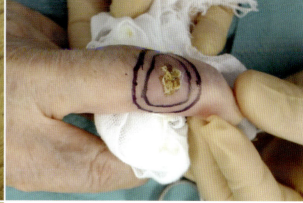

図1.
指背部の基底細胞癌全層植皮例
 a：左中指背側に1 cm径の角化を伴う皮膚隆起局面を認めた．他院にて皮膚生検が施行されSCCと診断された．
 b：紅斑辺縁から3 mmのマージンを設け切除した．深部は伸筋腱膜上で切除．迅速病理診断にて辺縁・深部断端陰性であり全層植皮術を施行した．
 c：術後2か月時であるが，一部瘢痕を形成しているものの指の可動性に問題はなく，経過は良好であった．

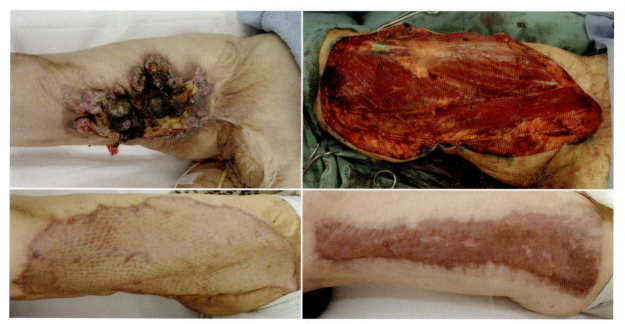

図2．右大腿部熱傷瘢痕を起因とした有棘細胞癌の分層植皮例
 a：幼少期より認めた熱傷瘢痕の部位が黒色へ変化し悪臭を認めた．近医皮膚科にて有棘細胞癌の診断を受け当科へ紹介．20×11 cmの黒色壊死と潰瘍を伴う皮膚局面
 b：腫瘍辺縁より30 mmのマージンを設けて皮膚切除を施行した．深部は大腿筋膜を含めて切除した．また鼠径部のリンパ節郭清も施行
 c：術後半年であるが分層植皮した部位に明らかな再発所見を認めず経過は良好である．
 d：採皮部も上皮化し，びらんなどの発生を認めていない．

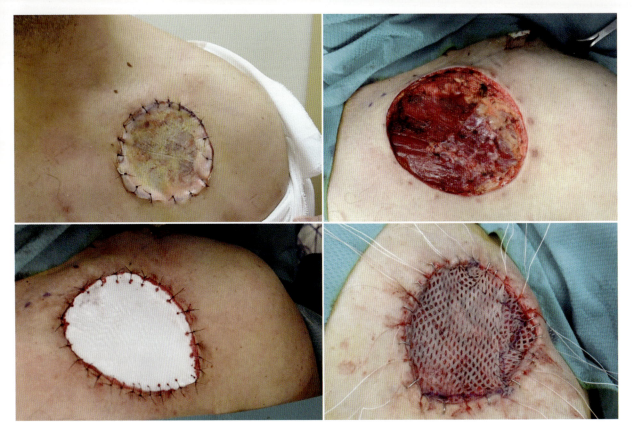

図 3. 左胸部隆起性皮膚線維肉腫切除後残存に対して追加切除後に人工真皮＋分層植皮術を施行した例
 a：皮膚科で切除されたが一部辺縁と深部断端が陽性となり当科へ紹介された．人工真皮が貼付されている．
 b：当科にて追加切除を施行し，辺縁の皮膚を 5 mm 追加切除し深部は大胸筋筋膜と一部大胸筋を切除した．
 c：迅速病理診断にて辺縁・深部ともに断端陰性であったが，永久病理検査結果の診断を待つため再度人工真皮を貼付した．
 d：永久病理診断にて腫瘍の完全切除が診断され，分層植皮で創部の閉鎖を行った．

を得ることが必要である．

3．腫瘍切除範囲の特定が難しい場合

　間葉系悪性腫瘍や悪性黒色腫の切除の際，迅速病理検査では切除範囲の特定が難しい場合がある．このような場合では一時的ではあるが人工真皮を貼付して，永久病理標本により切除範囲を特定してから創部閉鎖の治療法を検討することもある．代表症例を図 3 に示す．この場合，再建法の選択として皮弁による再建の方法も当然検討するが，人工真皮の上に植皮を行うことで手術侵襲を軽減できる利点もある．

4．高齢者で手術リスクが高い場合

　本来であれば筋皮弁や遊離皮弁による腫瘍切除後の再建の適応がある場合でも，図 4 に示すように，高齢者のような手術リスクが高い場合に植皮術を検討することもある．

当院におけるタイオーバー法による固定

　当院では，皮膚悪性腫瘍切除後の植皮に対して植皮した面積が直径 3～4 cm 程度で比較的平坦であれば，ナイロン糸で植皮を縫合固定した後，綿花を用いてテープで圧迫固定をすることが多い．これ以上の場合は，タイオーバー法による固定を用いている．固定に際しての工夫といったことは特にないが，皮膚悪性腫瘍切除後の皮膚欠損は比較的陥凹が著しい場合があり，陥凹部の側面にも植皮がしっかりと生着するように綿花やガーゼを使用し圧着するように心掛けている．また，

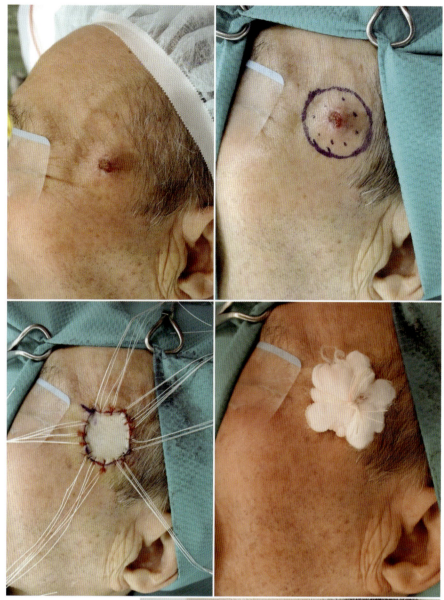
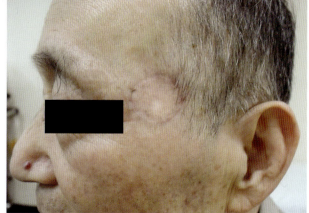

図 4.
高齢者の側頭部有棘細胞癌に対して全層植皮術を施行した例
 a：左こめかみに 1 cm 大の潰瘍を形成した隆起結節を認めた．
 b：病変部から 5 mm のマージンを設け皮下組織浅層で切除した．
 c：全層植皮を施行した．
 d：タイオーバー法による固定
 e：術後 2 か月であるが発赤が残存するものの経過は良好である．

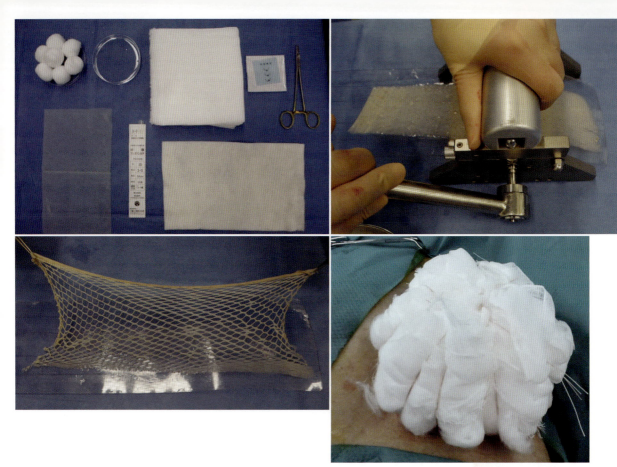

図 5. 当院で行っているタイオーバー固定例
a：当院で使用するタイオーバー法に用いる基材．採皮部には止血目的で創傷被覆材を
　直接貼付している．
b：植皮面積が大きい場合はメッシャーによりメッシュ植皮を作成
c：作成したメッシュ植皮
d：タイオーバー法による固定

固定を外す際に綿花と植皮が固着して剥がれないようにするため，植皮部の上に非固着性ドレッシング材を被覆しタイオーバー固定を行っている（図 5）．

全層植皮と分層植皮の選択について

当然植皮を治療方針として選択した場合，皮膚欠損部のサイズや欠損部の状況により使用する植皮の使い分けも必要である．全層あるいは分層植皮の使い分けの詳細についてはここでは割愛するが，基本的には通常の植皮術の適応で考えればよいと思われる．比較的小範囲の欠損で移植床の状態がよく，整容面を考慮する場合は全層植皮術を選択し，広範囲で局所再発の可能性が高い腫瘍の場合は分層植皮術を選択する．

植皮術を選択しない場合

顔面の腫瘍切除後に，鎖骨や鼠径部からの採皮では texture match 上の問題も多い．また，鼻部の悪性腫瘍手術では植皮を検討して手術を行うと切除の深さを遠慮してしまい切除断端に腫瘍細胞が残存する可能性がある．これを踏まえ，筆者はできるだけ局所皮弁による対応を行うようにしている．さらに頭部の有棘細胞癌などで骨膜への浸潤が疑われる症例でも同様に腫瘍組織の残存が懸念されるため骨膜以上の浸潤が疑われる場合は有

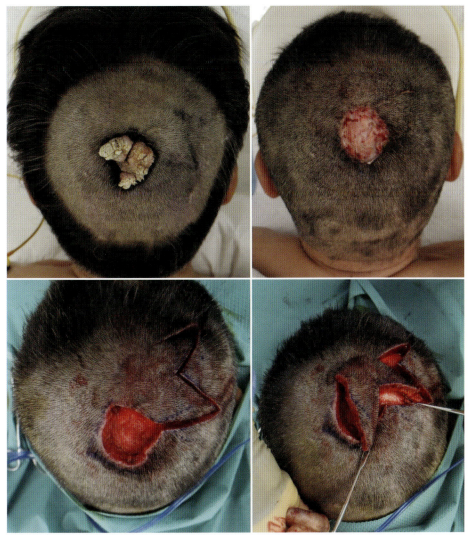

図 6. BCC＋SCC が混在した悪性腫瘍切除後，人工真皮を貼付し皮弁にて創閉鎖した例
a：生下時より脱毛斑を認め，その後皮膚腫瘤を形成した．後頭部に 35×30 mm の隆起した皮膚局面を認めた．
b：術中迅速病理診断にて SCC と BCC の混在を認め，1 回目の手術で腫瘍切除後に人工真皮を貼付した．2 回目の手術時の人工真皮を除去した写真．なお，永久病理診断で腫瘍は完全に切除されていた．
c，d：双葉皮弁による創部閉鎖を行った．

茎や遊離皮弁による再建を行うようにしている（図 6）．

まとめ

皮膚悪性腫瘍切除後の植皮による再建について述べたが，悪性腫瘍切除後の再建は植皮による方法だけではなく，有茎または遊離皮弁による再建方法も検討され多くの方法がある．したがって，個々の症例の適応とドナーサイトの犠牲を十分に考えて選択するべきである．ここでは，腫瘍切除後の植皮術に限定して述べたが，あくまでも腫瘍切除時の状況に合わせて適切な再建を行うことが重要で，腫瘍を確実にかつ必要最小限に切除し，その切除に応じた再建を選択し手術を行うべきであると考える．

参考文献

1) 山本有平：悪性腫瘍：局所療法　広範囲切除．形

成外科診療プラクティス．山本有平編．pp178-179，文光堂，2009.
2) 日本皮膚悪性腫瘍学会：皮膚悪性腫瘍取り扱い規約．日本皮膚悪性腫瘍学会編．pp52，金原出版，2010.
3) 日本皮膚悪性腫瘍学会：皮膚悪性腫瘍取り扱い規約．日本皮膚悪性腫瘍学会編．pp44，金原出版，2010.
4) 日本皮膚科学会／日本皮膚悪性腫瘍学会：有棘細胞癌．科学的根拠に基づく皮膚悪性腫瘍診療ガイドライン．第2版，日本皮膚科学会／日本皮膚悪性腫瘍学会編．pp46，金原出版，2015.
5) 日本皮膚悪性腫瘍学会：皮膚悪性腫瘍取り扱い規約．日本皮膚悪性腫瘍学会編．pp32，金原出版，2010.
6) 日本皮膚科学会／日本皮膚悪性腫瘍学会：悪性黒色腫．科学的根拠に基づく皮膚悪性腫瘍診療ガイドライン．第2版．日本皮膚科学会／日本皮膚悪性腫瘍学会編．pp16，金原出版，2015.
7) Kenady, D. E., et al.：Excision of underlying fascia with a primary malignant melanoma：effect on recurrence and survival rates. Surgery. **92**：615, 1982.
8) Søndergaard, K., Schou, G.：Therapeutic and clinic-pathological factors in the survival of 1,469 patients with primary cutaneous malignant melanoma in clinical stage Ⅰ. A multivariate regression analysis. Virchows Arch A Pathol Anat Histopathol. **408**：249-258, 1985.
9) 日本皮膚悪性腫瘍学会：皮膚悪性腫瘍取り扱い規約．日本皮膚悪性腫瘍学会編．pp64-66，金原出版，2010.

◆特集／イチから見直す植皮術
熱傷における植皮術

樫村　勉[*1]　仲沢弘明[*2]

Key Words：熱傷(burn)，デブリードマン(debridement)，植皮(skin graft)，人工真皮(artificial dermis)，自家培養表皮移植(cultured epidermal autografts)

Abstract　広範囲重症熱傷治療における植皮術の成否は，熱傷患者の救命と治療後の患者のQOLにも大きく影響する極めて重要な手技である．熱傷治療における植皮術は，手術時期，デブリードマン，採皮，植皮方法，そして，植皮片の固定などの要素がある．これらの要素を患者の全身状態や熱傷創の状況に応じて，適切に選択することが必要である．最近では，従来の植皮術に加えて，人工真皮移植や再生医療を応用した自家培養表皮移植が可能となるなど，広範囲重症熱傷患者の創閉鎖に大きな進歩がみられる．

そこで本稿では，広範囲重症熱傷例を対象とした植皮術をイチから見直し，基本的な手技と最近の動向について述べる．

はじめに

広範囲重症熱傷治療における植皮術の成否は，患者の救命や治療後の患者のQOLにも大きく影響する．熱傷における植皮術の中で，自家植皮やスキンバンクからの凍結同種皮膚を利用した植皮などがconventional methodとして挙げられ，現在でも広範囲重症熱傷の標準治療として広く行われている．最近では，人工真皮の使用や再生医療を応用した自家培養表皮移植が可能になるなど，unconventional methodも広がりをみせており，広範囲重症熱傷患者の創閉鎖に大きな進歩が認められる．

本稿では，広範囲重症熱傷例を対象とした植皮術をイチから見直し，基本的な手技と最近の動向について述べる．

手術時期

従来，広範囲重症熱傷例に対する手術療法は，熱傷ショック期を離脱し全身状態が安定する受傷後1～2週間後に行われることが多かった．しかし，同時期は「感染期」となり，熱傷創面に感染を認めることが多いため，植皮の生着率が低く，その後の局所管理と全身管理に難渋することが多かった．

1970年代にBurkeらは，熱傷創に対して早期手術を行い，死亡率の低下，病悩期間の短縮などの効果が得られることを報告した[1)2)]．本邦においても，最近になり，早期手術の有用性が認められるとともに，広く行われるようになっており，「熱傷用語集」において定義され，「熱傷診療ガイドライン」でも推奨されるようになった[3)]．熱傷診療ガイドラインでは，受傷後2週間以内にすべて，あるいは90％までの焼痂組織を切除し，創閉鎖することを早期手術とされている．我々は，受傷後1週間以内に複数回の手術により全ての焼痂組織を

[*1] Tsutomu KASHIMURA，〒173-8610　東京都板橋区大谷口上町30-1　日本大学医学部形成外科学系形成外科学分野，助教
[*2] Hiroaki NAKAZAWA，同，教授

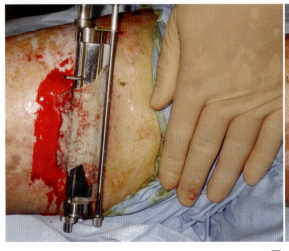 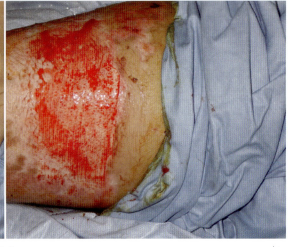

図 1.
a：フリーハンドダーマトームによる sequential excision
b：創面より良好な点状出血が得られるまでデブリードマンを行う．

切除することを原則としているため，受傷後 24 時間以内に初回手術を施行することが多い[4]．

我々の早期手術の適応基準は，① 重篤な合併症や既往症（重度の気道熱傷，心疾患や肝硬変や腎不全など）がないこと，② Ⅲ度 30% TBSA 以上の広範囲重症熱傷，③ 幼小児・高齢者の 20% TBSA 以上の DDB（deep dermal burn）症例，④ 早期の社会復帰を希望する小範囲のⅢ度熱傷例，としている．

デブリードマン法

1．タンジェンシャル切除術（tangential excision）

健常真皮の温存が機能的予後や整容的予後の重要な因子である手背や顔面などの特殊部位の深達性Ⅱ度熱傷創面がよい適応となる．フリーハンドダーマトームやカミソリを用いて，焼痂組織を接線方向に沿って削るようにして，健常真皮からの点状出血があるまで複数回に分けて薄く切除する．可及的に真皮組織と皮下脂肪組織を温存する方法である．

2．連続分層切除術（sequential excision）

Tangential excision と同様の手技であるが，より広範囲の熱傷創を適応としている．フリーハンドダーマトームを用いて，出血が得られるまで焼痂組織を連続して切除する．通常は，2～3 回の操作により焼痂組織を切除することが可能である（図 1）．広範囲熱傷では，最も頻用されるデブリードマンの手技である．

3．筋膜上切除術（fascial excision）

真皮組織を温存できない明らかなⅢ度熱傷創面が適応となる．電気メスを用いて焼痂組織を皮下脂肪とともに筋膜上で切除する．四肢では術後のリンパ浮腫を生じることがあり，体幹部が主な適応となる．真皮を温存しないため，術中の出血のコントロールが容易である．また，焼痂を確実に切除し，血流が良好な母床を形成することができるなどの利点を有する．しかし一方で，陥凹変形を残し整容的には大きな欠点を有する．

4．Hydrosurgical debridement

Tangential excision と同様のコンセプトであり，健常真皮の可及的な温存が重要である手背や顔面の深達性Ⅱ度熱傷が適応となる．本法では，Hydrosurgery System（VERSAJET™ Ⅱ，スミス＆ネフュー社）を使用する．一度の操作で 50～100 μm と極めて薄い厚さでのデブリードマンが可能である．これにより，可及的な健常組織の温存を可能とし機能的整容的予後の改善に寄与するなどの利点を有する[5]．

植皮術の実際

1．採皮方法

分層植皮における採皮部は，熱傷部位や熱傷面積などの条件により選択する．平坦であり衣服で隠れる背部や大腿部から採皮をすることが多い．

我々は，特に小児例においては頭部からの採皮を第一選択としている．頭部からの採皮は，採皮後の上皮化が早い，瘢痕が目立たない，同一部位から複数回の採皮が可能であるという利点を持つ[6]．また，小児では頭部が相対的に大きいため，比較的大きな皮膚を採取することが可能である．採皮を行う際には，帽状腱膜下の疎性結合組織の層に生理食塩水を注入し頭皮を膨隆させることで，デルマトームの圧迫により採皮部が平坦になるよう配慮している．

採皮部は，3,000 倍ボスミンに浸漬したガーゼを貼付して止血した後にポリウレタンフォームを貼付する．明らかな感染がなければ，術後 1 週間程度でポリウレタンフォームを除去している．

2．シート状分層植皮術

顔面，頸部，手背，足背，関節面など整容的・機能的に重要な部位が適応となる．採取した分層皮膚をシート状に移植する方法である．厚い分層植皮ほど整容的にも機能的にも良好な結果が得られ，移植後の拘縮も少ない．

3．網状分層植皮術

体幹など他の部位と比較して整容的・機能的に問題となりにくい部位が適応となる．メッシャーを用いて採取した分層皮膚を用途に応じて 1：1.5，1：3，1：4，1：6 などに拡大し移植する．拡大率が大きくなるほど小さな皮膚片で広範囲を被覆できるが，上皮化の遷延や醜状瘢痕や拘縮の問題が残る．通常は，1：3 の拡大率を用いることが多い．

4．パッチ状分層植皮術

網状分層植皮術と同様の適応である．採取した分層皮膚を切手大に細分し植皮片の間を 1 cm 程度あけて移植する方法である．網状分層植皮と異なり，ベッドサイドで局所麻酔下に施行可能である．合併症などにより全身麻酔が困難な例や残存する比較的小さな創面などに有効な方法である．

また，Meek らは，パッチ状植皮をさらに細かい細片（1～2 mm 程度）として移植する方法を報告している[7]．Meek による方法は，網状分層植皮に比べ同じ大きさの植皮片でより広範囲の創面を被覆できることが報告されている[8]．近年ではその有用性が再評価されており，熱傷創に対する植皮のオプションの 1 つとして注目されている[9]．さらに，自家培養表皮移植との併用についての報告もみられる[10]．

5．凍結保存同種皮膚移植

採皮部の限られる広範囲重症熱傷や小児の重症熱傷例がよい適応となる．

本邦におけるスキンバンクは，現在，一般社団法人日本スキンバンクネットワークが活動しており，同種皮膚移植により Burn Index 40～80 の重症例において死亡率を 10～20％改善することが報告されている[11]．

混合植皮術（intermingled skin graft：自家分層植皮片と同種分層植皮片を移植する方法）が広範囲熱傷患者の創閉鎖に有用である[12]．

6．人工真皮移植

全層皮膚欠損創であるⅢ度熱傷創に対して人工真皮による真皮様組織の構築と薄目分層植皮により，厚目分層植皮と同等の治療成績が得られることが報告されている[13]．したがって，重症広範囲熱傷において同一部位より複数回の採皮が必要になる症例などがよい適応となる．また，近年では同種皮膚移植と同様に後述する自家培養表皮移植の際の真皮再建に使用されることも多い[14]．

現在本邦では，インテグラ®，ペルナック®，テルダーミス®の 3 種類の人工真皮が使用可能である．広範囲重症熱傷においては，インテグラ®を使用する機会が多い[14]．

7．Micro skin graft

Meek らによる植皮方法は，分層植皮片を一辺数 mm 程度の大きさに細片化して移植する方法

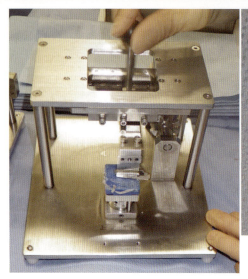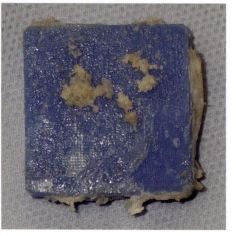

図 2.
a：独自のデバイスを用いて採取した分層皮膚を 1 辺 0.1 mm 程度に細片化する.
b：細片化しペースト状になった micro skin graft

であり，サイズの小さなパッチ状植皮ととらえることができる[7]．これに対して，植皮片をホモジナイザーなどによりさらに細片化し移植する micro skin graft が Zhang らにより報告されており，臨床的な有効性も示唆されている[15)16]．Micro skin graft は，採取した皮膚の 10 倍程度の創面を被覆可能である．さらに，micro skin graft より放出される種々の創傷治癒促進因子と他の治療法との併用による相乗効果も期待できる．

我々は，独自のデバイスを用いて micro skin graft を作成し熱傷創面への移植や自家培養表皮移植との併用について検討を行っている（図 2）．

8．自家培養表皮移植術

2009 年 1 月に保険収載され，自家植皮のための恵皮面積が確保できない重篤な広範囲熱傷で，かつ，受傷面積として DDB 創および DB 創の合計面積が体表面積の 30% 以上の熱傷創が適応となっている．自家培養表皮の生着のためには，創面の真皮組織の構築が不可欠であり，凍結保存同種皮膚もしくは人工真皮による真皮再建を行う．真皮構築後の自家培養表皮移植では，移植した培養表皮が脆弱であり，最終的な生着率の低さが問題となっていた．これに対して，移植の際に 6 倍にした自家網状分層植皮を併用することで自家培養表皮の生着率が向上することが報告されており，現在では標準的に行われている[17]．

植皮片の固定

1．Tie over dressing

四肢においては，弾性包帯とガーゼにより良好な固定性と圧迫が得られる．体幹においては，tie over dressing により植皮片の固定を行う．一般的には，絹糸によるガーゼの固定が行われるが，手技が煩雑であり操作に時間を要する．我々は，手術用ステープラーと輪ゴムと事務用クリップを用いてガーゼの固定を行っている（図 3）．この方法では，短時間でガーゼの固定が可能であり，術後出血などにより創部の観察や処置を行った後に再固定をすることも容易である．通常我々は，術後 7 日間の固定を行っている．経過中に出血や発熱などの感染兆候があった場合には，前述の通り創部の観察を行うこととしている．

2．創傷被覆材による固定

最近では四肢の関節可動部の植皮片固定に，透明ポリウレタンネットに自着性のシリコンゲルをコーティングしたメピテル®ワン（メンリッケヘルスケア社製，スウェーデン）を使用している．自着性を持つメピテル®ワンは，植皮片全体を面で固定するため，縫合による固定を最小限とし手術手技を簡便化することが可能である．また，透明であるために植皮後の創部の観察が容易であり，膿貯留や出血などの同定も容易である（図 4）．

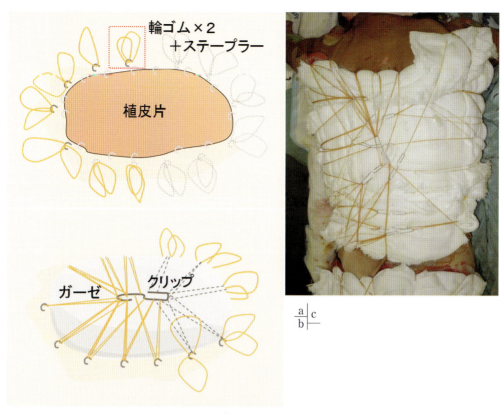

図 3. 輪ゴムを用いた tie over dressing
a：固定した植皮片の周囲に 2 本程度の輪ゴムをまとめてステープラーで固定する．
b：事務用クリップをほぐし，固定した輪ゴムをかけてガーゼを固定する．
c：背部と殿部を本法で固定した臨床写真

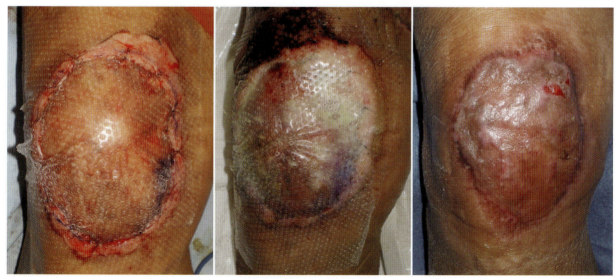

図 4. 創傷被覆材による植皮片の固定
a：右膝の熱傷創に対して，シート状分層植皮術を行い透明ポリウレタンネットで固定した．
b：術後 4 日目に創部に膿を認めたため，洗浄処置を行った．
c：術後 6 週間の状態．植皮は良好に生着した．

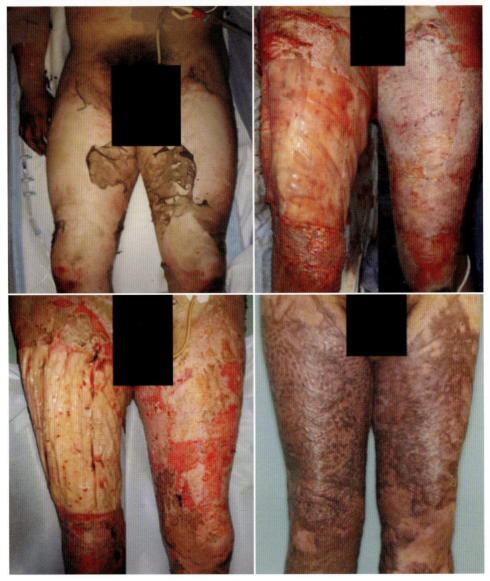

図 5.
a：受傷時の両側大腿部Ⅲ度熱傷創面
b：第7病日．デブリードマン後に右大腿は人工真皮，左大腿は同種皮膚により真皮構築を行った．
c：第24病日．両側大腿共に良好な母床が形成され，自家培養表皮移植を行った．右大腿は，自家6倍網状分層植皮を併用した．左大腿は，自家 micro skin graft を併用した．
d：術後5か月．両側大腿ともに成熟瘢痕となっている．

代表症例

両側大腿のⅢ度熱傷創に対して，同種皮膚移植・人工真皮移植・micro skin graft・自家培養表皮移植などの unconventional method により植皮術を行った症例を提示する．

症例は38歳，男性．ガソリンの回収作業中に引火爆発して，火焔による熱傷を受傷し当院救命センターに搬送された．両下肢・顔面・両上肢に DDB〜DB 36.5% TBSA の熱傷を認めた(図5-a)．本例の両大腿前面に対して自家培養表皮 (JACE®) による治療を計画した．第4病日に自家培養表皮作成用の全層皮膚を採取した．自家培養表皮の移植が可能となる日から逆算して，第7病

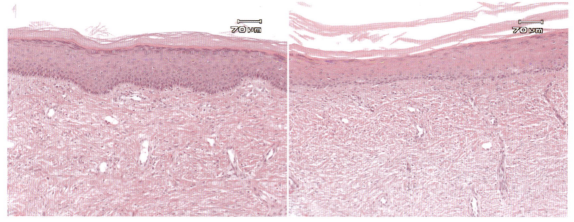

図 6. 自家培養表皮移植後 19 週の H-E 染色
a:右大腿部(人工真皮＋自家 6 倍網状分層植皮)
b:左大腿部(同種皮膚＋自家 micro skin graft)

日にデブリードマンと移植床構築手術を行った．焼痂を切除し，右側は人工真皮(インテグラ®)，左側は日本スキンバンクネットワークからの凍結保存同種皮膚を 1.5 倍網状植皮として真皮構築を行った(図 5-b)．全層皮膚採取後 3 週間で自家培養表皮移植を行った．同種表皮は VERSAJET® を用いた hydrosurgical debridement により剝削した．右側大腿は，人工真皮上に自家 6 倍網状分層皮膚を移植し，その表層に自家培養表皮移植を行った．左側大腿は，自家皮膚より作製した micro skin を同種真皮上に播種し，自家培養表皮を移植した(図 5-c)．自家培養表皮は良好に生着し，創部の上皮化が得られた．以後，肥厚性瘢痕の形成を認めたが，人工真皮側，同種皮膚側で差異なく経過した．術後 5 か月，両側大腿ともに成熟瘢痕となっている(図 5-d)．術後 19 週目の組織学的検討では，表皮真皮接着層に空隙を認めず表皮は良好に生着していた(図 6)．また，右大腿部において rate ridge の形成を認めた．

Micro skin graft は少量の皮膚で 6 倍網状分層植皮とほぼ同等の効果が得られ，自家培養表皮移植(JACE®)時の補助療法として有用と考えられた．

おわりに

熱傷における植皮術は，標準治療としてその方法論が確立していると言える．一方で，目まぐるしい改良と新しい手技の出現がみられており，熱傷における植皮術が複雑化している．今後，その中から重症熱傷治療の新たな標準治療が確立され，治療成績や患者 QOL の向上に寄与するものと考える．

参考文献

1) Burke, J. F., et al.：Primary burn excision and immediate grafting：a method shortening illness. J Trauma. 14：389-395, 1974.
   Summary 熱傷創に対する早期手術により罹病期間の短縮などの効果が得られることを報告した．早期手術の有用性に関する初めての報告である．
2) Burke, J. F., et al.：Early excision and prompt wound closure supplemented with immunosuppression. Surg Clin North Am. 58：1141-1150, 1978.
3) 日本熱傷学会学術委員会(編)：熱傷診療ガイドライン. 47-48, 2009.
4) 仲沢弘明，野﨑幹弘：広範囲重症熱傷の対する超早期手術. 熱傷. 31：239-246, 2005.
   Summary 超早期手術について歴史と実際の施行法に関する文献である．
5) Matsumura, H., et al.：The estimation of tissue loss during tangential hydrosurgical debridement. Ann Plast Surg. 69：521-525, 2012.
   Summary Hydrosurgical debridement のデブリードマンの深度に関して臨床的な研究を行った文献である．

6) Crawford, B. S.：An unusual skin donor site. Br J Plast Surg. **17**：311-313, 1964.
   Summary　頭皮からの分層採皮に関する文献である．

7) Meek, C. P.：Successful microdermagrafting using the Meek-Wall microdermatome. Am J Surg. **96**：557-558, 1958.
   Summary　Meek graft に関する初めての文献である．

8) Lumenta, D. B., et al.：Comparison of meshed versus MEEK micrografted skin expansion rate：claimed, achieved, and polled results. Plast Reconstr Surg. **128**：40e-41e, 2011.
   Summary　Meek graft と網状分層植皮の拡大率を比較し Meek graft でより広範囲の創面を被覆可能であるとした文献である．

9) Almodumeegh, A., et al.：The MEEK technique：10-year experience at a tertiary burn centre. Int Wound J, 2016 Aug 4.[Epub ahead of print]
   Summary　広範囲熱傷における Meek graft の有用性に関する文献である．

10) Menon, S., et al.：The use of the Meek technique in conjunction with cultured epithelial autograft in the management of major paediatric burns. Burns. **39**：674-679, 2013.
    Summary　培養表皮移植と Meek graft の併用の有効性に関する文献である．

11) 田中秀治：【移植療法の現況と今後の展望】組織，細胞移植　皮膚移植．診断と治療．**102**：1529-1533，2014.
    Summary　日本スキンバンクネットワークの凍結同種皮膚移植の総説である．

12) 仲沢弘明：【長期経過観察からみた小児熱傷の初期治療戦略】同種皮膚移植が奏功した小児広範囲熱傷の治療経験．形成外科．**49**：877-888，2006.
    Summary　凍結同種皮膚移植の小児の臨床例の文献である．

13) Heimbach, D. M., et al.：Multicenter postapproval clinical trial of Integra dermal regeneration template for burn treatment. J Burn Care Rehabil. **24**：42-48, 2003.
    Summary　人工真皮を使用した熱傷治療に関する多施設での評価を行った文献である．

14) 松村　一：【熱傷の初期治療とその後の管理の実際】人工真皮の使用の実際　各論　インテグラ．PEPARS．**47**：43-49，2010.
    Summary　熱傷治療で使用する人工真皮に関する総説であり，自家培養表皮移植との併用についても報告されている．

15) Zhang, M. L., et al.：Microskin grafting．Ⅰ．Animal experiments. Burns Incl Therm Inj. **12**：540-543, 1986.
    Summary　Micro skin graft の動物実験に関する文献である．

16) Zhang, M. L., et al.：Microskin grafting．Ⅱ．Clinical report. Burns Incl Therm Inj. **12**：544-548, 1986.
    Summary　Micro skin graft の臨床使用に関する文献である．

17) Braye, F., et al.：Widely meshed autograft associated with cultured autologous epithelium for the treatment of major burns in children：report of 12 cases. Eur J Pediatr Surg. **10**：35-40, 2000.
    Summary　高倍率網状分層植皮と自家培養表皮移植の有効性に関する文献である．

◆特集/イチから見直す植皮術

顔面の遊離植皮術の適応と実際

野村　正*1　寺師浩人*2

Key Words：顔面(face)，植皮(skin graft)，整容的単位(aesthetic unit)

Abstract　腫瘍切除後や外傷によって生じた顔面の皮膚欠損創に対しては，原疾患，欠損部位，欠損範囲や年齢など様々な要素を包括的に勘案し，再建方法を選択する必要がある．植皮術は，色調や質感から局所皮弁に劣ることは否めないが，局所皮弁で対応できない欠損も少なからず存在し，植皮術の果たす役割は今なお大きい．植皮術において最良の結果をもたらすためには，術式の決定，手術手技ならびに後療法が重要である．術式は顔面部位や欠損に応じて決定し，この中には局所皮弁との併用や単純縫縮も含まれる．手術手技では植皮の生着のみならず，縫合部の瘢痕に配慮する必要がある．後療法では植皮の二次収縮や色素沈着を予防する．

はじめに

熱傷や皮膚腫瘍切除後の顔面皮膚欠損の被覆方法として，植皮は最も簡便で基本的な方法であり，形成外科の黎明期から現在に至るまで日常診療で頻用されている術式である．しかし，color, texture match や辺縁部瘢痕(marginal scar)で問題を生じることもあり，特に顔面では，整容面に配慮する必要がある．本稿では，顔面における植皮術の適応と手術手技について述べる．

遊離植皮術の適応

1．局所皮弁との使い分け

単純縫縮できない皮膚欠損が適応となるが，同様の欠損は，局所皮弁や含皮下血管網遊離全層植皮も適応となる．これらの使い分けについては結論には至っておらず，統一的な見解はないため[1]，各症例に応じて検討する．皮膚の color や texture を考慮すると，隣接する皮膚が採取部位として整容面で最適であり，局所皮弁がよい適応である．しかし，欠損範囲が比較的大きい場合は，局所皮弁では生じる瘢痕が長くなったり，かえって contour で問題を生じたりすることもある．また隣接する皮膚に比較的余裕のある高齢者では局所皮弁が適応となる部位でも，小児では局所皮弁で生じる長い瘢痕を回避したい場合もある．欠損が筋層より浅層に留まり，局所皮弁で対応できない程度の欠損が遊離植皮術のよい適応であるが，後述の症例 1, 2 のように，個々の症例に応じて単純縫縮，皮弁や植皮などの複数の手技を組み合わせることも検討する．

2．エステティックユニット

植皮の最大の欠点は，全周性に瘢痕が生じて，植皮自体がパッチワーク状外観となることである．顔面の植皮に対する整容面への配慮として，González-Ulloa ら[2]が提唱したエステティックユニットを基本とする(図1)．これは皮膚の厚みや性質の違いから，顔面を解剖学的部位で大きく

---

*1 Tadashi NOMURA, 〒650-0017　神戸市中央区楠町 7-5-2　神戸大学大学院医学研究科形成外科学，特命講師
*2 Hiroto TERASHI, 同，教授

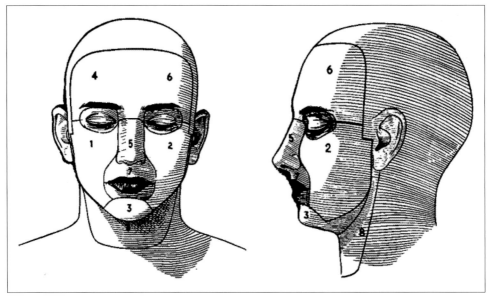

図 1. González-Ulloa らが提唱したエステティックユニット
(文献 1：González-Ulloa, M., et al.：Preliminary study of the total restoration of the facial skin. Plast Reconstr Surg. 13：151-161, 1954. より引用)

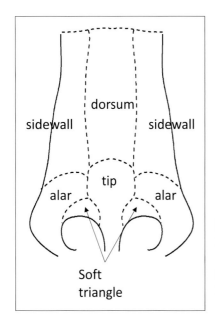

図 2.
Burget らにより報告された外鼻のサブユニット
(Burget, G. C., et al.：The subunit principle in nasal reconstruction. Plast Reconstr Surg. 76：239-247, 1985. より引用改変)

unit に分けて，unit 毎に最も適した性状の皮膚で再建することで整容面の改善が得られるというものである．Unit に配慮することで，いわゆるパッチワーク様外観を避けることができ，自然で目立たないというのがこの概念の根幹であり，形成外科領域の基本事項として広く知られている．特に熱傷など顔面の広範囲皮膚欠損では，unit を考慮した植皮が有効とされる．各 unit は比較的面積が多いため，外鼻などでは unit を細分化した subunit[3)~5)]（図 2）が，さらに上口唇ではさらに細分化した miniunit が提唱されている[6)7)]（図 3）．

しかしながら，皮膚欠損は一様でないことから unit に適合させることが難しい症例も多い．特に母斑や皮膚腫瘍切除の欠損では，unit に一致させようとすると健常皮膚の切除が必要となる場合もある．日本人の場合は，必ずしも González-Ulloa

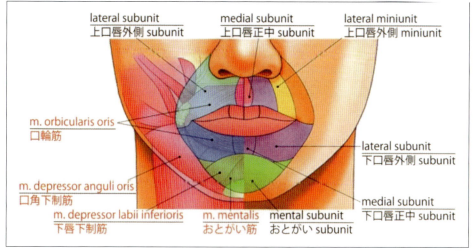

図 3. 丸山らにより報告された口唇周囲のサブユニット，ミニユニット
（丸山　優ほか：顔面の unit に関する新しい考え方．各種局所皮弁による顔面の再建　最新の進歩（改訂第 2 版）．田原真也編．27-35，克誠堂出版，2009．より引用）

らのエステティックユニットにこだわらなくてもよいとする意見[6]や，欠損が小さい場合は無理に unit に合わせなくてもよいとする報告[7]もある．我々は，熱傷症例を除いては，unit にある程度配慮しつつも，健常皮膚を必要以上に切除しないこととしている．具体的には unit 境界に該当する outline 付近に欠損があれば，植皮の外周の一部を可能な範囲で一致させる．頬部や前額など unit の範囲が大きく，欠損範囲が小さい症例などでは結果的に unit を考慮しないこともある．また田中ら[1]の報告のように，1 つの unit を越えて隣接する unit に一部かかるような欠損の場合には，大きな欠損の unit には遊離植皮術を行い，隣接する小さい unit に対しては縫縮あるいは局所皮弁で閉鎖する方法も有効である．植皮単独ではなく，あらゆる手術手技を駆使して，整容面の向上を図ることが重要である．

植皮術を行う場合，我々が特に配慮しているのは marginal scar の幅や植皮の周囲皮膚とのマッチング，さらには二次収縮の予防である．

3．採皮部の選択

比較的小範囲の欠損であれば，整容性を考慮して全層植皮を行う．全層植皮では，再建部位にできるだけ近い部位の皮膚を採取するのがよい．上眼瞼であれば対側上眼瞼を，下眼瞼であればどちらかの上眼瞼を使用することが多いが，症例によっては重瞼となる可能性について予め説明する．それ以外の採皮部としては，耳前部，耳後部，耳介後面，頸部，鎖骨上窩，鎖骨下部などが挙げられる．耳後部は薄い赤みが残ることがある．我々は中等度以上の欠損であれば，眼瞼以外の顔面に対しては鎖骨下部を好んで用いている．鎖骨下部の皮膚は比較的薄く，色調も顔面の皮膚に適合しやすいことや 6~7 cm 幅程度まで単純縫縮可能であること，瘢痕が開襟シャツでも隠れることなどが選択する理由である．

広範囲の場合は分層植皮を行う．採皮は大腿前面，前胸部，腹部，殿部などから行う．

4．原疾患による適応

熱傷や外傷の急性期では，移植床の状態がよくないことも多く，創閉鎖のための分層植皮を行い，創治癒後に，拘縮が生じた場合にはこれを修復するための全層植皮術を行うことも考慮する．広範囲の顔面熱傷であれば，拘縮を回避するために，unit ごとにやや広めのシート状皮膚を移植する．母斑や皮膚腫瘍切除後の欠損では，植皮の外周を unit の outline にある程度一致させるが，一致させることが困難なことも多い．悪性腫瘍で腫瘍切除を含めて行う場合は，oncology に主眼を置いて治療を行う．つまり再発の経過観察が必要な場合

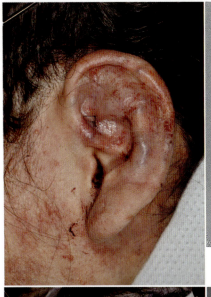
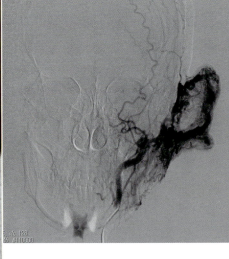
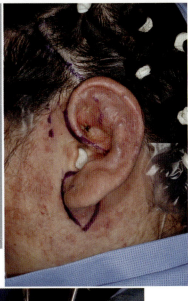
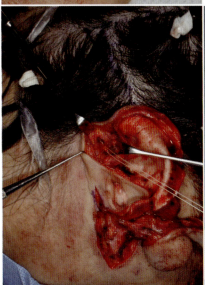
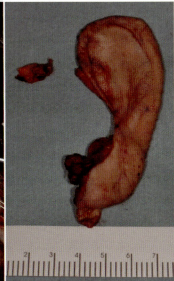
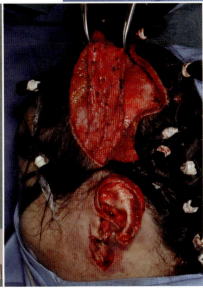
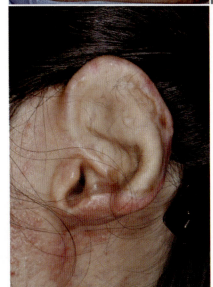

図 4.
31 歳, 女性
a：左耳介の Schobinger Ⅲ期の動静脈奇形. 耳輪脚付近から頻回の出血を認めた.
b：血管造影所見. 左耳介で広く nidus が存在した.
c：切除デザイン
d：耳介軟骨を残して皮膚軟骨膜を含めて nidus を全切除した.
e：切除した動静脈奇形. 結果的に耳介前面の皮膚および耳垂を切除した.
f：側頭頭頂部筋膜皮弁で軟骨を被覆し, 鼠径部から全層植皮を行った.
g：術後 6 か月時所見. 耳介上方部の軟骨は温存され, contour は保たれている.

は，unit を無視して，生じた皮膚欠損に応じた植皮を行い，一定期間を経た後に，整容面での再建を行うこともある．血管腫・血管奇形切除後は，術後に血腫を生じる可能性があり，十分な止血が必要である．

5. 顔面部位による違い

前額部は，局面として平坦であり，運動が少なく，分層植皮でも一定の結果が得られる．

眼瞼は，良好な整容性が眼球保護などの機能面でもよい結果をもたらす代表部位である．眼瞼への植皮は開瞼する方向に拘縮しやすいため大きめの植皮を行うことと，移植床を安定して広く保つために一時的な tarsorrhaphy(瞼板縫合)は必須である．二次収縮予防のため，後述の後療法も重要である．

耳介は contour が特に重要視される部位であり，軟骨膜が温存された単なる皮膚欠損であれば薄い植皮の適応範囲は広い．また幅1cm程度の欠損であれば軟骨膜が欠損したとしても植皮で対応可能である．軟骨欠損に関しては，耳甲介であれば耳介後面の皮膚裏面に植皮することも可能であるが，対耳輪など耳介の凸面や耳輪付近においては植皮単独では拘縮による耳介変形が生じるため，皮弁が必要となる場合が多い．また広い範囲で軟骨が露出した場合も皮弁での対応が必要となる．側頭頭頂筋膜皮弁に植皮するなど，軟骨温存と再建皮膚の厚さ双方に配慮する必要がある(図4)．

外鼻は，lining(鼻腔側)，support(支持組織)ならびに cover(皮膚)で構成され，3次元的構造をなす．上記2つ以上の要素が欠損すれば皮弁が必須となるため，植皮術が適応となるのは皮膚欠損のみである．鼻背部，鼻側部や鼻尖部では，色調や質感に配慮した局所皮弁法も多く報告されているが，鼻背部や鼻側部に限定すれば，皮弁でなくとも植皮の方がむしろ contour がよい場合もある．鼻翼部では拘縮による変形が生じるため植皮の適応はなく，耳介からの複合組織移植や皮弁が適応となる[10)11)]．

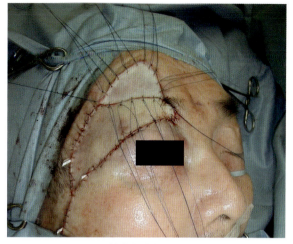

図 5. 植皮縫合終了時の所見
Tie-over 固定用にナイロン糸を用い，結び目は下床側とする．

遊離植皮術の実際

1. 採皮方法

全層植皮の場合，メスで皮膚を切開し，浅筋膜付近まで脂肪を付着させて皮膚を採取した後に，剪刀を把持していないもう一方の手の示指や中指に植皮片を巻き付けて，一定の緊張を加えながら曲剪刀で脂肪を除去する．含皮下血管網植皮術とする場合は，真皮下の血管網を損傷しないように注意し，わずかに植皮片に脂肪を残すようにする．

2. 縫合法・固定法

植皮片が下床の創面といかに密着し，不動化が得られるかが生着の鍵である．植皮片がずれないように tie-over 固定を行う．我々は，通常 tie-over 固定の縫合に，撚り糸の絹糸を用いているが，顔面では縫合糸痕をできるだけ生じないように 4-0 や 5-0 のモノフィラメントナイロン糸を用いるようにしている．結び目は植皮の外側とすることで，植皮片の辺縁まで均等に固定することが可能となる(図5)．また marginal scar の程度が整容面の結果を左右するため，植皮片周囲の adaptation にも十分に配慮する．縫合糸は切らずに長く残しておく．下床と植皮片の間に水銃針や点滴留置針の外筒を挿入して生理食塩水でよく洗浄し，凝血塊を除去する．ドレナージ目的の植皮片への切開は，後に瘢痕となるため，顔面では決

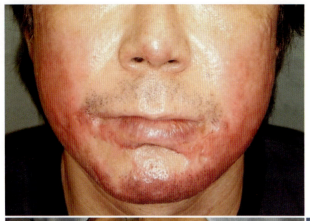
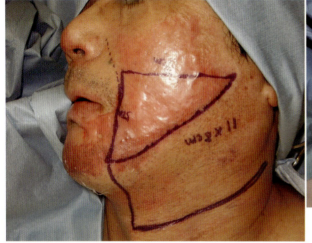
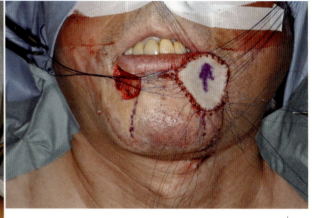

図 6-a〜c. 症例 1：45 歳, 男性. 顔面熱傷後瘢痕拘縮
a：当科初診時の状態. 両頬部, 下口唇, オトガイ部に醜状瘢痕があり, 疼痛を伴った.
b：両頬部に対しては, 瘢痕を切除し, 外側茎の cervicafacial flap で再建した. この際, 皮弁内側の縫合線が unit の outline に沿うように配慮した.
c：皮弁移植 4 か月後. 下口唇の瘢痕を切除し, 鎖骨下部より全層植皮術を行った.

して行わない. 植皮片の上にはワセリン基剤軟膏をまぶした非固着性シリコンガーゼを置き, その上にガーゼや生食綿花を置いた後に, 先述の長く残しておいたナイロン糸を縛って固定する. ワセリン基剤の軟膏を十分に練り込んだ綿花を用いてもよい. 縫合糸の縛り方は, 円形の植皮では放射状に相対する縫合糸を縛る. それ以外の形状では長軸に対して垂直方向に相対する縫合糸（近い糸同士）を縛っていくと植皮片の歪みが軽減され, 安定した固定が得られやすい. 固定終了時にガーゼや綿花などが少し張り出しているようにすると固定性がよい. 創縁からのドレナージ目的に tie-over 周辺に生食ガーゼを巻いて, さらにトップドレッシングとしてガーゼで被覆する.

植皮に重要なのは固定である. 過度の圧迫は植皮片が壊死となるため厳禁である. 特に含皮下血管網植皮では, 圧迫の程度は通常の植皮よりも弱めとしている.

3. 術後管理

初回の tie-over 固定が最良の固定法であることから[12], 辺縁を観察して血腫や感染を疑わせる所見がなければ, 術後 5〜7 日目まで tie-over 固定をそのままとする. 固定除去後, 植皮の生着が確認できた後も機械的な刺激や乾燥で容易に植皮が壊死することもあるため, 植皮が安定するまで最低でも 1 週間程度は, 患部の安静と湿潤ドレッ

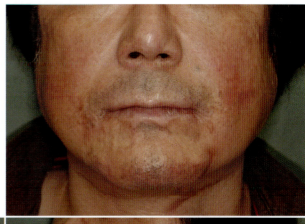
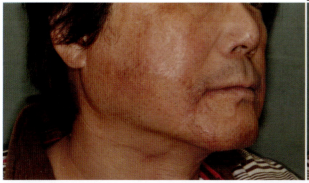
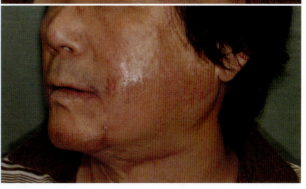

d	
e	f

図 6-d〜f. 症例 1
d〜f：最終手術後約 1 年 9 か月の状態．下口唇ならびに頬部の状態は著明に改善した．

シングを継続する．我々は，通常の軟膏ガーゼドレッシング加えて，固定性があって接着面が創面に固着しにくい創傷用シリコーンゲルドレッシング（エスアイエイド®，アルケア社）を用いている．

4．後療法

植皮生着後から約 1 年間は，創傷治癒過程の最終段階である組織再構築期であり，この期間は瘢痕組織が可塑性を有している[13]．植皮生着後の二次収縮は程度の差こそあれ必ず生じるが，植皮部を局面として固定することで収縮を最小限にすることが可能である．これに加えて marginal scar をきれいに仕上げるためにも固定療法は有用である．冨士森はこの時期における接着スプリントの有効性について報告している[14]．この中でもハイドロコロイド粘着プレート（ピタシート®，アルケア社）は薄い板状で適度な硬さがあって固定性を有し，かつ透明で患部の視認性もよく，患者自身により簡便に着脱できる利点もあり，我々も好んで用いている．固定は最低でも 3 か月間は行うこ

ととしている．

他のケアとして，色素沈着を予防するため術後 1 年間は日焼け止めクリームによる遮光を指示する．植皮自体は皮膚付属器の機能が低下して乾燥するため，特に冬期は保湿クリームで乾燥対策を行う．

症　例

症例 1：45 歳，男性（図 6）

患者は爆発事故により，顔面両下肢に火焔熱傷を受傷した．他院での初期治療の後，顔面の有痛性瘢痕および瘢痕拘縮を主訴に当科を受診した（図 6-a）．Unit に配慮しながら頬部は皮弁を，下口唇は全層植皮術を行うこととし，段階的に手術を行った．両側頬部の肥厚性瘢痕に対しては外側茎の cervicofacial flap で再建し，下口唇の熱傷瘢痕は unit に配慮して拘縮を解除して鎖骨下部からの全層植皮術を行った（図 6-b, c）．術後植皮は全生着し，整容的にも改善が得られた（図 6-d〜f）．

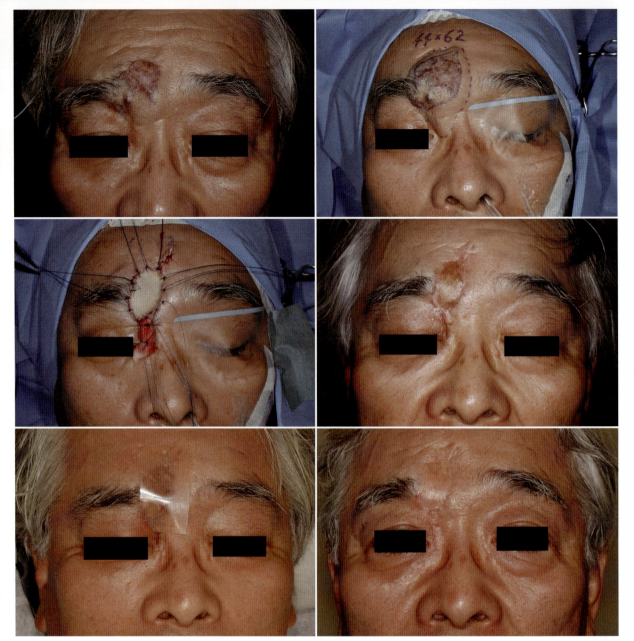

図 7. 症例 2：62 歳，男性．右眉毛部・眼窩部静脈奇形
a：右眉毛内側部，眼窩を中心に静脈奇形が存在していた．
b：切除デザイン．頭部を下垂すると病変が怒張し，皮膚および皮下病変を全摘出した．
c：眼窩部および前額部の一部は縫縮し，眉毛内側の皮膚欠損部に鎖骨部より全層植皮を行った．
d：術後 2 か月時所見．植皮部の色素沈着と marginal scar が目立つ．
e：ピタシート®で後療法を行った．
f：術後 6 か月時所見．植皮部は色調が良好で，marginal scar も目立たない．

症例 2：62 歳，男性（図 7）

右眉〜眼窩に広がる出血を伴う弾性軟腫瘤を主訴に当科を受診した（図 7-a）．MRI にて静脈奇形と診断した．臥位など頭部を下垂するような頭位で病変が怒張した（図 7-b）．手術は全身麻酔下に皺眉筋や眼輪筋の一部を含めて病変を摘出した．眼窩部の unit は単純縫縮とし，前額部のみ鎖骨下部からの全層植皮術を行った（図 7-c）．植皮は全生着したものの，一部表皮壊死が生じ，術後 2 か月時点では，植皮部の色素沈着および marginal scar が目立っていた（図 7-d）．術後，ピタシート®による固定を約 5 か月間行った（図 7-e）．内側の眉毛の欠損に対して，患者からは追加治療の希望はなかった．術後 6 か月時点で植皮部の色素沈着は目立たない（図 7-e）．

まとめ

顔面における遊離植皮術の適応と方法（採皮部の選択，固定法，後療法）について，我々の方法を中心に述べた．顔面の植皮は皮弁術と同様に単なる創閉鎖に留まらず，整容面での質が問われる．植皮の生着のみならず marginal scar や術後の二次収縮に対する配慮も必要である．

文 献

1) 田中克己ほか：【遊離植皮術のコツと update】顔面の遊離植皮術のコツ．PEPARS．34：15-22, 2009.
   Summary 顔面の植皮術に関する基本的概念，適応や手術手技についてわかりやすく記載されている．
2) González-Ulloa, M., et al.：Preliminary study of the total restoration of the facial skin. Plast Reconstr Surg. 13：151-161, 1954.
   Summary 顔面エステティックユニットに関する報告．
3) Burget, G. C., et al.：The subunit principle in nasal reconstruction. Plast Reconstr Surg. 76：239-247, 1985.
4) Yotsuyanagi, T., et al.：Nasal reconstruction based on aesthetic subunits in Orientals. Plast Reconstr Surg. 106：36-44, 2000.
5) 岡田恵美ほか：【整容面に配慮した皮弁】外鼻の再建．PEPARS．6：27-34, 2005.
6) Iwahira, Y., et al.：A miniunit approach to lip reconstruction. Plast Reconstr Surg. 93：1282-1285, 1994.
   Summary 上口唇 miniunit についての報告．
7) 丸山 優ほか：顔面の unit に関する新しい考え方．各種局所皮弁による顔面の再建 最新の進歩（改訂第 2 版），田原真也編，27-35，克誠堂出版，2009.
8) 難波雄哉ほか：顔面の植皮と regional aesthetic unit. 形成外科．31：805-810, 1988.
   Summary 日本人の場合，顔面エステティックユニットに必ずしもこだわらず，1 枚の植皮でも良好な結果が得られるとする報告．
9) 西野健一ほか：【コツがわかる！形成外科の基本手技—後期臨床研究医・外科系医師のために—】顔面の遊離植皮術．PEPARS．88：54-63, 2014.
   Summary 顔面の植皮術に関する基本的概念や手術手技についてわかりやすく記載されている．
10) 寺師浩人ほか：外鼻基底細胞癌 100 症例の必要切除深度に応じた部位別再建術式の選択．日頭顎顔会誌．21：203-212, 2005.
11) 野村 正ほか：顔面基底細胞癌に対する外科治療—特に眼瞼および外鼻について—．Skin Cancer．30：157-162, 2016.
12) Ruldoph, R., et al.：Skin Grafts. Plastic Surgery. McCarthy, J. G. ed. 221-274, W. B. Saunders Company, Philadelphia, 1990.
    Summary 形成外科の代表的教科書．採皮方法についても詳しく記載されている．
13) 冨士森良輔：IV 治療，2. 物理療法．ケロイドと肥厚性瘢痕の治療（第 1 版）．大浦武彦編，118-131，克誠堂出版，1994.
    Summary 瘢痕に対する後療法についての詳細が記載されている．
14) 冨士森良輔：【コツがわかる！形成外科の基本手技—後期臨修医・外科系医師のために—】顔面の創縫合法—きれいな縫合創を得るために—．PEPARS．88：1-13, 2014.

瘢痕・ケロイド治療ジャーナル
投稿論文受け付けお知らせ

編集/瘢痕・ケロイド治療研究会

世界をリードする瘢痕・ケロイド治療の最前線！
形成外科、皮膚科、放射線科など関係各科の
最新知見がつまった瘢痕・ケロイド治療研究会の
オフィシャル・ジャーナル！
瘢痕・ケロイドの治療に携わる各医家必読誌!!!

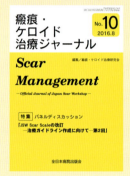

年1回発行　　　オールカラー　　　毎号約80頁

投稿論文を受け付けております

本誌では、No.9(2015年発行)から、以下の論文の投稿を受け付けています。
1) 原著論文：基礎研究、臨床研究(掲載費　5000円／1頁)
2) 総説：臨床・基礎研究の背景・重要性が述べられたもの(掲載費　5000円／1頁)
3) 短報・レター：まだエビデンスはないものの、読者に伝えるべき重要な報告(掲載無料)
※瘢痕・ケロイド治療研究会発表プロシーディングは例年通り掲載させていただきます。

●瘢痕・ケロイド治療研究会　会報編集委員会●
◎小川　令　　赤石諭史　　秋田定伯　　貴志和生　　河野太郎　　清水史明
　須永　中　　土佐泰祥　　長尾宗朝　　松村　一　　村尾尚規　　山脇聖子　　五十音順(敬称略)

研究会オフィシャルホームページ　http://www.scar-keloid.com/

投稿についての詳細は、下記の本ジャーナル編集部までお問い合わせください。

(株)全日本病院出版会
〒113-0033　東京都文京区本郷3丁目16-4
TEL：03-5689-5989　　FAX：03-5689-8030
E-mail：jsw-edit@zenniti.com　　編集部：鈴木由子(よりこ)・松澤玲子

◆特集/イチから見直す植皮術
手足への植皮術

吉本　浩[*1]　田中克己[*2]

Key Words：植皮(skin graft)，手掌(palm)，土踏まず(pedal)，局所皮弁(local flap)，持続陰圧療法(Negative Pressure Wound Therapy)

Abstract　手と足は機能的な面だけでなく整容的にも重要な部位である．また，手掌と足底の皮膚は他の部位の皮膚に比べて，組織学的に特殊な構造を有している．手足の皮膚軟部組織の欠損に対して再建する場合は，欠損の部位，広さ，深さなどにより，皮弁あるいは植皮のどちらで再建するか判断しないといけない．植皮で再建する場合は，採皮部の選択が重要となり，手掌や足底へ植皮を行う場合には，色素沈着のない厚い皮膚が必要となり，採皮部は，土踏まずが第 1 選択となる．また，術後に植皮の拘縮が問題になることがあるので，皮弁と植皮を組み合わせるなどの手術術式や植皮片の固定方法の適切な選択，術後のリハビリ療法や装具の作成などの適切な計画が拘縮の予防に重要である．植皮片の固定方法は，植皮生着の重要な因子であるが，近年，持続陰圧療法を植皮の固定に応用し，従来の固定方法より生着率や植皮片の質が向上したという報告があり，注目される．

はじめに

　手と足の皮膚は他の部位の皮膚に比べて，特殊な構造を有しており，手背や足背と手掌や足底を比べても組織学的ならびに機能的に大きな相違がある．また，手と足は機能的にも整容的にも重要な部位であり，手と足の皮膚の再建が必要になった場合には，様々な点を考慮して対応していくことが必要になる．

　本稿では，手と足への植皮術についての特徴，採皮部，固定方法などについて論じる.

手と足の皮膚の組織学的および機能的特徴

　手背と足背の皮膚は薄く可動性が良好で，柔軟性に富んでおり，毛包および脂腺を有している．皮膚が薄いので皮下の静脈や腱の走行が確認できることがある．一方，手掌と足底の皮膚は，厚い角質層を持ち，毛包および脂腺がなく，メラノサイトに乏しい．また，皮膚の下にある手掌腱膜および足底腱膜とそれぞれ密に結合しているので，可動性にも乏しい．この組織学的特徴により，手指で物を把持する際に滑り落ちることがなく，指で物をつまむ時も安定して行うことができる．

　なお，本稿では，手掌とは固有指の掌側と指尖部まで，足底は固有趾の底側と趾の尖端部まで含めることとする．

手足への植皮術の適応と特徴

　まずは，手足の皮膚欠損創に対して，植皮と皮弁のどちらを選択するか，検討が必要となる．皮弁の適応となるのは，知覚(感覚)の再建が必須とされる場合，骨や腱の露出部で母床の血行が不良な部位，皮膚だけでなく軟部組織の欠損が大きく，

[*1] Hiroshi YOSHIMOTO，〒852-8501　長崎市坂本 1-7-1　長崎大学病院形成外科，講師
[*2] Katsumi TANAKA，同大学大学院形成再建外科学，教授

植皮を行うと機能的および整容的に問題が生じると予想される場合などである．したがって，このような場合を除いては，植皮術の適応と考えている．例えば，指尖部で軟部組織の欠損は大きいが，末節骨の露出がなく，植皮が生着しそうな母床であるが，植皮を行うと，術後，物を掴んだ際に，疼痛が生じ，整容面だけでなく機能面でも問題が生じると予想される場合は皮弁の適応となる．しかし，母床の血行が不良な場合や軟部組織の欠損が大きい場合でも人工真皮，塩基性線維芽細胞増殖因子および陰圧閉鎖療法(Negative Pressure Wound Therapy；以下，NPWT)などを使用して，肉芽を増生させてから植皮術を行うこともあるので，症例に応じて選択していかなければならない．

植皮を行う場合は，上述のような手足の解剖学的および機能的特徴を考慮して，植皮部位に応じて，採皮部を選択する必要がある．

また，手足は可動部であるので，植皮が生着するためには何らかの固定法が必要になってくる．固定期間が長くなると，関節拘縮が生じることがあり，適切な固定期間と固定解除後のリハビリ治療を考慮する．植皮部の拘縮予防にナイトスプリントや伸展装具の装着も検討することが必要である．

手指掌側の植皮では，創縁が側正中線を越えて伸側にある場合は伸側の縫合線は直線でも拘縮しにくく，屈側の縫合線は運動方向となるべく直角に交わるようにデザインし術後の拘縮を予防する．創縁が側正中線を越えない場合は，Zig-Zag切開などで切開を延長して，植皮片の一部が側正中線を越えるようにすると拘縮は発生しにくくなる．

複数指や複数の関節をまたぐような植皮の場合，Digito-lateral flap や Spinner flap などの局所皮弁を植皮の間に配置することで，術後の拘縮を予防する．指間部に植皮すると拘縮により指間が浅くなるので，局所皮弁にて指間形成を行うべきである(図1)．熱傷瘢痕拘縮などで，広範囲で複数の指間部を含めて植皮が必要な症例で，健常な皮膚で局所皮弁が作成できない場合は瘢痕を一部残して瘢痕皮弁を作成して指間形成することも検討する．

採皮部について

前述のように手掌と足底の皮膚は厚い角質を持ち，毛包および脂腺がなく，メラノサイトが乏しいので，手掌や足底に躯幹の皮膚を移植すると色素沈着を生じ color match，texture match が悪くなる．

1955 年，Webster は手掌部への遊離植皮に対して，土踏まずからの全層植皮を行い，移植部の色調や質感に優れ，機能的にも良好な成績が得られたと報告した[1]．この方法では多くの場合採皮部が縫縮することができないため，さらに遊離植皮が必要となり，手術後の安静や足底の色素沈着などの問題点も存在する．その後 LeWorthy は同じ領域から分層皮膚を採取し，Webster の問題点の解決を図り，また，同時に感覚の回復が良好であると述べた[2]．その後 1977 年に難波らは，土踏まずより，全層に近い厚目の分層植皮を提唱した．この中で薄い分層植皮は再拘縮の原因となるので，真皮層を十分に含んだ厚い分層を採皮すること，土踏まずでは全層に近い採皮創でも表皮化が容易で，採皮創の瘢痕は一時的に肥厚しても，その多くは早晩軽快する．一部に肥厚が長期継続する例もあるが，痛みや歩行障害を訴えることはないと主張した[3,4]．

また，1994 年梶らは，土踏まずからの厚目の分層の採皮はフリーハンドデルマトームを使用して行うが，その際，採皮した皮膚の厚さが薄くなったり，採皮した皮膚に若干不足が生じることがあり，それらが，植皮の拘縮を認める例があった．そこで，土踏まずに必要とされる皮膚を正確にデザインし，メスにて全層採皮し，手指に移植する．そして全層採皮部には，内果下方から土踏まずにかけての部位から，薄い分層を採皮して植皮を行うことにより，土踏まずの植皮部は色素沈着がなく，また手指の植皮部にも拘縮がない安定した成

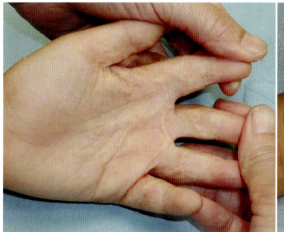
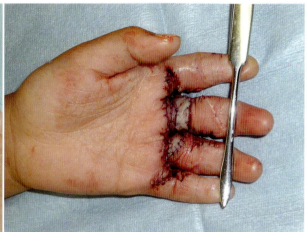
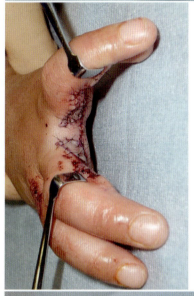
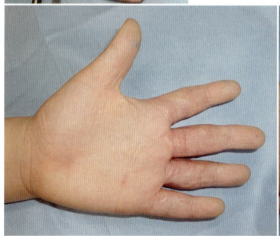
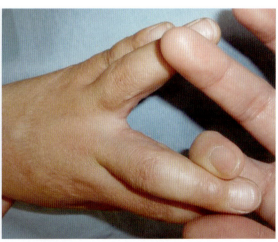

図 1. 5 歳, 男児. 熱傷瘢痕拘縮
a：受傷後 4 年. お湯により受傷し, 保存的治療を行った. 左手指に瘢痕拘縮を認める.
b：Digito-lateral flap と土踏まずからの厚目の分層植皮で再建した.
c：術直後の第 3 指間. 皮弁と植皮で再建されている.
d：術後 1 年半. 伸展位, 機能的に問題を認めない.
e：術後 1 年半. 良好な指間が再建されている.

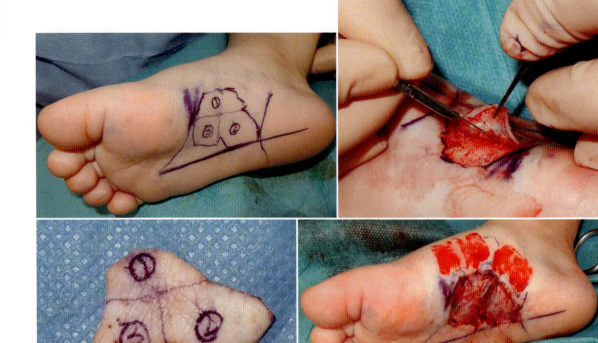

図 2. 2 歳, 男児. 土踏まずからの全層皮膚を採取
a：土踏まずに必要な皮膚をデザインしているところ
b：メスを使って全層皮膚を採取しているところ
c：採取した全層皮膚
d：周囲より薄目の皮膚を採取して全層皮膚採取部に植皮したところ

a	b
c	d

績が得られると報告した[5]．筆者は，この方法を好んで使用している（図 2）．

栗原らは長期経過した足底荷重部の皮膚移植再建例において，足底非荷重部より遊離全層植皮例の成績は良好であるが，躯幹部からの植皮片による成績は劣っていると述べている[6]．

以上のように，手掌や足底への植皮の採皮部位としては，土踏まずが広く選択されているが，特徴をまとめると，以下のようになる．手掌および足底の皮膚欠損創に対する採皮部として，color match，texture match がとてもよい．角質が厚いので分層皮膚を採取する際に薄くなると，真皮成分が少なくなり，術後の拘縮の原因となることがある．採皮部の広さに限界があり，荷重部から採取しないようにする．メラノサイトが含まれていないので，手指や足趾の側面に植皮した場合に，植皮片の白い色調や厚い角質層が目立つことがある．

土踏まず以外の採皮部としては下記の部位が選択されている．

内果下部からの全層皮膚を採取し，採皮部は縫縮する．内果下部の皮膚は，土踏まずの皮膚に比べ角質層が薄く，メラノサイトも存在するので，植皮後色素沈着が生じることがある．そのために，手指や足趾の側面への植皮の採皮部として最適である．採取できる皮膚の大きさは縫縮できる範囲に限られてくる（図 3）．

手掌からの採皮は，主に小指球部から分層皮膚が採取されることが多い．手指外傷における掌側の小範囲の皮膚欠損創が主な適応になる[7]．皮膚の解剖学的特徴が同じなので，機能的ならびに整容的にも良好な結果が得られ，同一の手術野なの

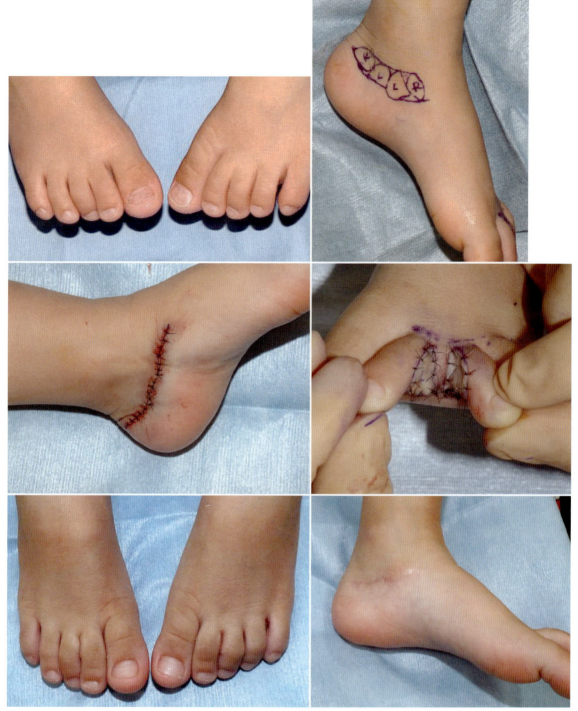

図 3. 2 歳，女児．両側合趾症
a：両側の 2・3 合趾症を認める．
b：左内果下部より全層皮膚採取のデザイン
c：全層皮膚を採取後，縫縮した．
d：趾間は皮弁，趾側面は植皮で再建した．
e：術後 1 年．形態は良好であり，植皮片は目立たない．
f：皮膚採取部の瘢痕も目立たない．

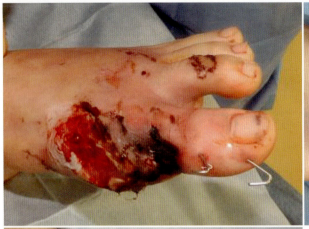
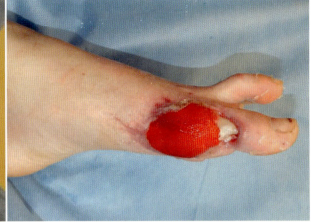
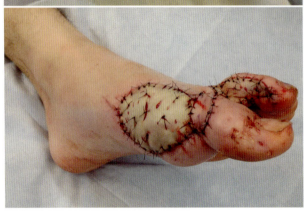

図 4-a～c. 19歳，男性．バイク事故による左母趾基節骨開放脱臼骨折，皮膚欠損を伴った軟部組織損傷
a：受傷後 9 日．皮膚壊死および皮膚欠損創を認める．
b：数回のデブリードマンと V. A. C.®(125 mmHg)施行後，基節骨の露出と良好な肉芽組織を認める．
c：術直後，第 2 趾からの皮弁で骨露出部を被覆し，肉芽組織と皮弁採取部には鼠径部より全層植皮を行った．

で，麻酔や術後の創管理の点でも有用である．問題点としては厚い分層の皮膚は採皮部の瘢痕の問題から採取できないことと採皮の大きさに限界があることなどである．

　手背や足背の皮膚欠損創には大腿部から分層皮膚あるいは鼠径部からの全層皮膚が移植されることが多い．手掌や足底への植皮の採皮部としては通常，有毛部からの採皮は行われないが，広範囲の皮膚欠損の場合や，感染や母床の血行が不良で植皮の生着が不確かで，まずは創閉鎖の目的で植皮を行い，二期的に土踏まずなどからの植皮を計画している場合に，鼠径部や大腿部などからの採皮を選択することがある．

固定方法について

　植皮片が生着するには，移植した皮膚が母床にずれなく密着することが必要であり，手足は可動部位なので，植皮の生着のために固定方法の選択が重要なポイントになってくる．

　原則的には，シーネ固定は，必須となり，植皮部位や年齢および植皮片の厚さなどにより，タイオーバー法，bulky dressing，キルシュナー鋼線刺入のなどを組み合わせて固定する．

　固定期間は植皮片の生着状況により多少前後するが，通常 2 週間行い，固定除去後，患肢の自動運動や下垂および荷重を許可する．

　例えば，小児の合指症に対して植皮術を行う場

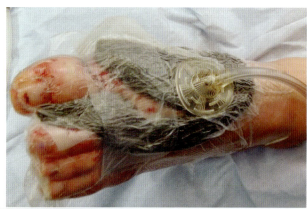
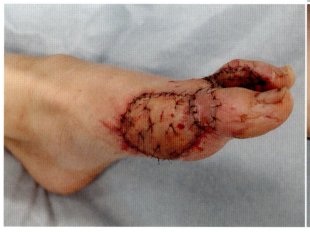
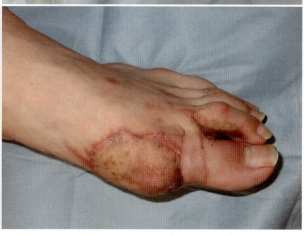

図 4-d〜f.
d：固定は V. A. C.®(50 mmHg)のみにて行った.
e：術後3日目. 植皮片の一部にはすでに血流の再開を認める.
f：術後4か月. 皮弁の色調は良好で, 植皮片は色素沈着を認める.

合, 患指にキルシュナー鋼線(0.8 mm)を刺入する. その際は, 髄質や関節腔内に刺入する必要はなく, 骨表面に刺入するだけでよい. 植皮片の上には非固着性ガーゼを貼付し, タイオーバー法あるいは糸くず(ガーゼを解して糸にした塊)で植皮片を均等に圧迫し, bulky dressing で, 患指だけでなく他指の自動運動も制限する. 指先から上腕までシーネ固定し, 終了する. 術後, 発熱の持続などの感染徴候や dressing のずれがない場合は最初の包交は術後 5〜7 日に行う. その際タイオーバーは除去し感染や血腫の有無を確認する. 鋼線とシーネ固定は術後 2 週間まで持続する. 小児の場合, その後のリハビリ治療はほとんど必要になることはなく, 植皮の範囲が広く, 植皮部の拘縮が危惧される場合は, ナイトスプリントを作成する.

近年, 褥瘡, 難治性潰瘍および急性創傷などにおける治療法として, NPWT が広く行われ, 効果を上げている. NPWT の治療効果のメカニズムとして, 持続に陰圧を創部に作用させることにより, 局所の浮腫軽減, 血流増加, 滲出液のコントロールおよび創収縮や肉芽形成促進などが挙げられる. この創部へ持続的に陰圧がかかることが植皮片の固定に応用され, 植皮術後の固定に NPWT を使用することにより, 植皮片の生着率が向上するという症例が多数報告されている[8]. 通常のタイオーバー固定法と NPWT を用いた分層植皮片固定を前向きに比較検討したところ, 植皮の生着率および植皮の質とも NPWT による植皮片の固定の方が有意に高かったという報告がある[9]. これは, NPWT による植皮片の持続的圧迫固定だけでなく上記の母床への様々な作用により, 植皮片の生着率が向上していると考えられる(図 4). ま

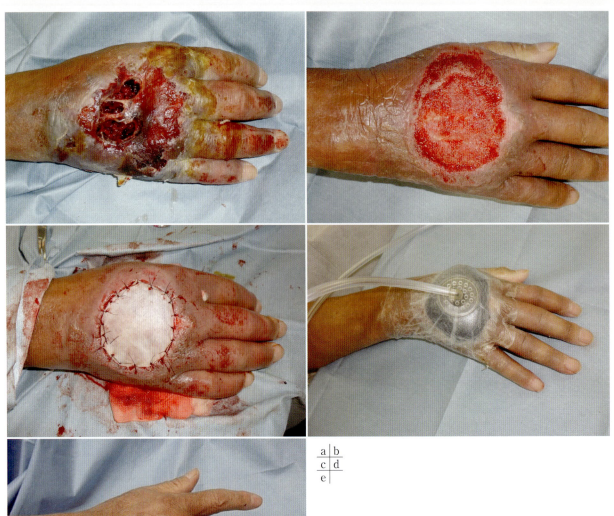

図 5. 66 歳，男性．右手背圧挫創
a：受傷後 4 日で当科紹介となる．皮膚欠損，皮膚軟部組織の損傷を認める．
b：デブリードマンを行い，腱の露出を認めたので V. A. C.®(125 mmHg)を 2 週間施行した．肉芽組織の増生を認める．その間，各指の自動および他動運動を続けた．
c：鼠径部から全層皮膚を植皮した．
d：固定は V. A. C.®(75 mmHg)のみにて行った．自動運動は術直後より許可した．
e：術後 1 年．機能的にも整容的にも問題ない．

た，手足の植皮片の固定にNPWTを使用する際にはシーネや鋼線などによる固定が不要であるという意見もあるが，報告は少なく，今後の検証が必要である（図5）.

参考文献

1) Webster, J. R. : Skin grafts for hairless areas of the hands and feet. Plast Reconstr Surg. **15**：83-101, 1955.
   Summary　内果下部から土踏まずからの全層植皮を初めて報告している．
2) LeWorthy, G. W. : Sole-skin as a donor site to replace palmar skin. Plast Reconstr Surg. **32**：30-38, 1963.
   Summary　土踏まずからの厚目分層植皮を初めて報告している．
3) 難波雄哉ほか：手掌掌側への分層植皮の採皮部としてのhairless areaについて．形成外科．**20**：584-589, 1977.
4) 難波雄哉："土ふまず"よりの分層植皮・補遺．形成外科．**32**：491-501, 1989.
5) 梶　彰吾ほか：当科で行っている手掌掌側への土踏まずをドナーとした植皮．日手会誌．**11**：666-669, 1994.
6) 栗原邦弘ほか：足底荷重部再建例の遠隔成績．形成外科．**31**：714-726, 1988.
   Summary　足底の再建方法について長期経過の詳細な検討が行われている．
7) Patton, H. S. : Split-skin grafts from hypothenar area for finger tip avulsions. Plast Reconstr Surg. **43**：426-429, 1969.
8) Schneider, A. M. : A new and reliable method of securing skin grafts to the difficult recipient bed. Plast Reconstr Surg. **102**(4)：1195-1198, 1998.
   Summary　植皮片の固定にV. A. C.®システムを使用し，その有用性を初めて報告している．
9) Moisidis, E., et al. : A prospective, blinded, randomized, controlled clinical trial of TNP use in skin grafting. Plast Reconstr Surg. **114**(4)：917-922, 2004.
   Summary　20名の患者の植皮後の固定をNPWTと通常の固定で比較調査している．NPWTの方が植皮の質がよく，植皮片の生着率も高かった．

好評書籍のご案内

カラーアトラス

乳房外Paget病
―その素顔―

著者：熊野公子、村田洋三
　　　（兵庫県立がんセンター）

目　次
- 第Ⅰ章　乳房外 Paget 病と serendipity の世界
- 第Ⅱ章　乳房外 Paget 病の興味深い基礎知識
- 第Ⅲ章　乳房外 Paget 病の素顔に出会う術
- 第Ⅳ章　男性の外陰部乳房外 Paget 病の臨床パターン
- 第Ⅴ章　女性の外陰部乳房外 Paget 病の臨床パターン
- 第Ⅵ章　発生学から乳房外 Paget 病を俯瞰する：多様な皮疹形態の統一的理解
- 第Ⅶ章　外陰部以外の乳房外 Paget 病の特徴
- 第Ⅷ章　稀に出会う興味深い症例
- 第Ⅸ章　乳房外 Paget 病の鑑別診断
- 第Ⅹ章　乳房外 Paget 病の手術治療の進め方
- 第Ⅺ章　進行期の乳房外 Paget 病の話題

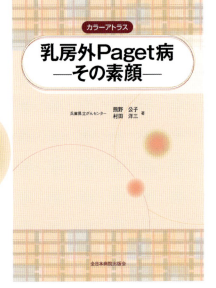

B5 判　オールカラー　252 ページ
定価（本体価格 9,000 円＋税）
ISBN：978-4-86519-212-4 C3047

　乳房外 Paget 病とは何か？　謎に満ちたこの腫瘍の臨床的課題に長年にわたって全力をあげて取り組み、数々の画期的業績を上げてこられた著者らが待望の書籍を刊行した。臨床に即した実践的内容の書物であるが、最近はやりの安直・マニュアル本とはまったく異なる。本書は乳房外 Paget 病を扱いながらも、その思想は広く医療の全般に通底する。皮膚腫瘍学のみでなく、臨床医学の思考能力を深め、実践的力量を高めるうえで必読の名著である。

（斎田俊明先生ご推薦文より抜粋）

　本書は熊野公子、村田洋三の名コンビによるおそらく世界初の、Paget 病に関する総説単行本である。
　最近は EBM（Evidenced Based Medicine）という言葉がはやりだが、私（大原）は文献報告を渉猟・集積しただけでは真の EBM ではないと考えている。本書のように、長年にわたる多数例を自らが経験すればこそ、そのなかから普遍的な真理が演繹的に導き出されるのである。
　両先生のライフワークである本書の完成を心から喜ぶものである。

（大原國章先生ご推薦文より抜粋）

全日本病院出版会

お求めはお近くの書店、または弊社まで

〒113-0033　東京都文京区本郷 3-16-4
Tel：03-5689-5989　　Fax：03-5689-8030
http://www.zenniti.com

◆特集／イチから見直す植皮術
外陰部への植皮術

橋本一郎[*1] 福永 豊[*2]

Key Words：外陰部(pudenda)，植皮(skin grafts)，陰茎(penis)，陰囊(scrotum)，女性外陰部(vulva)

Abstract 外陰部では形態と機能両面を考慮した再建が大切である．男性外陰部は陰茎，陰囊を持つ凸の形状であり，女性外陰部は外尿道口，膣，肛門が近接した凹の形状であるため，それぞれに応じた再建方法を選択する必要がある．陰茎の皮膚欠損にはシート状分層植皮がよい適応である．陰囊では皮膚に余裕があるため小範囲の皮膚欠損であれば縫縮や陰囊皮弁による被覆が可能であるが，陰囊の半分以上の欠損で精巣鞘膜が露出しない場合には網状分層植皮術がよい適応である．女性外陰部では自由縁に接することが多くまた整容的にも皮弁が用いられることが多いが，植皮が必要となることもある．周術期管理として感染の予防や安静保持について注意が必要である．

はじめに

外陰部の特徴として，リンパ網が発達している，血管が豊富である，外生殖器が存在する，排泄機能として外尿道口と肛門がある，股関節の間に位置している，などが挙げられる．男性では凸の形状であり，女性では凹の形状であるため，それぞれに応じた再建方法の選択が必要である．陰茎，陰囊，女性外陰部のそれぞれについて植皮の適応と当施設における実際の手技について解説する．

植皮術の適応

当施設では原則として皮下脂肪層が残り，外尿道口や肛門などの自由縁に欠損が接しない場合には植皮を選択し，筋膜が露出する症例や欠損が自由縁に接する場合には皮弁を選択する[1]．自由縁に植皮片が接すると，術後瘢痕拘縮の影響を受けやすく，特に全周性に瘢痕で囲まれると外尿道口や肛門の狭窄が発生し，ブジーによる拡張術が必要になることがある．また深部に組織充填が必要な場合には，その欠損量に応じて筋皮弁や脂肪組織の厚い皮弁を選択する．植皮術の適応疾患として，扁平上皮癌や乳房外 Paget 病などの皮膚悪性腫瘍，外傷，熱傷，リンパ浮腫，硬化性苔癬，フルニエ壊疽などがある．皮膚悪性腫瘍の中でも，表皮内癌である乳房外 Paget 病は腫瘍切除後に深部の脂肪組織が残り，切除範囲も広くなるため植皮術の適応となることが多い．

陰茎への植皮術

陰茎は皮膚，浅陰茎(dartos)筋膜(肉様膜)，深陰茎(buck)筋膜，白膜の順に層構造となっている．浅陰茎筋膜は緩い結合組織で構成され深陰茎筋膜と固く結合していないため，浅陰茎筋膜を温存できるかどうかが陰茎皮膚の柔軟性に大きく影響する．皮膚悪性腫瘍の切除手術では浅陰茎筋膜を温存できない場合が多いが，瘢痕や硬化性苔癬

[*1] Ichiro HASHIMOTO, 〒770-8503 徳島市蔵本町 3 丁目 18-15 徳島大学医学部形成外科学，教授
[*2] Yutaka FUKUNAGA, 同，特任助教

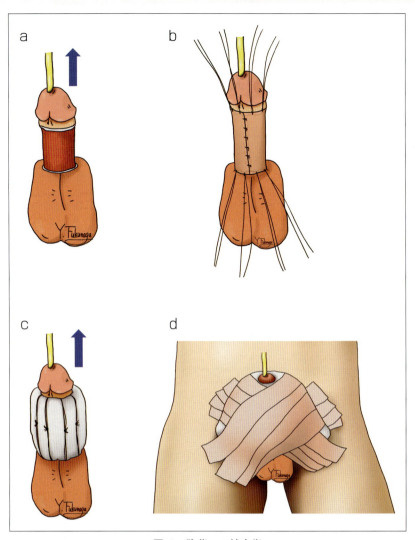

図 1. 陰茎への植皮術
 a：陰茎皮膚が全周性に切除されている．陰茎は尿道バルーンを持って頭側へ伸展されている．
 b：植皮片は腹側で縫合され，陰茎皮膚とは絹糸でタイオーバー用に縫合されている．
 c：タイオーバー固定された状態．固定中は頭側への伸展を緩めないようにする．
 d：ドレッシング方法．ガーゼを陰茎周囲に敷き詰めて，陰茎の屹立位を保つ．

などの浅い病変の切除手術では浅陰茎筋膜を可能な限り温存することが重要である[2]．

　陰茎皮膚欠損にはシート状の全層もしくは分層植皮術が適応される．小範囲であれば鼠径部などから全層採皮し，広範囲であれば 13/1,000 inch 程度の中間層分層採皮を行う．陰茎腹側に縫合線が来るよう植皮片を配置し 4-0 PDS などの吸収糸で縫合固定する．その際陰茎が短縮しないよう尿道バルーンを留置した状態で頭側に牽引し欠損を展開することが重要である(図 1-a)．遠位，近位側に対称性に 4-0 絹糸でタイオーバー用の縫合糸をかける(図 1-b)．植皮部にワセリンを塗布した非固着性シリコンガーゼを密着させ，凹凸をなくすように生食で湿らせた脱脂綿の小薄片を敷き詰め，捌きガーゼをあて絹糸で固定する(図 1-c)．絹糸を結紮する際の力加減を誤ると植皮部を短縮

させてしまうため，頭側への伸展を緩めずに適度な調整を心がける．陰茎は軟性の組織であり屹立位を維持することが難しいため，舌圧子やシリンジを支持とする方法や絹糸で吊り上げる方法，陰圧閉鎖療法など様々な工夫が報告されている[2)~5)]．当施設ではタイオーバーによる植皮部の展開と，術後にガーゼを周囲に敷き詰め弾性テープで固定することで屹立位を保つようにしている（図1-d）．その際亀頭の血流が視認できるように亀頭は露出させておく．植皮生着後は1か月間ヘパリン類似物質軟膏を外用し，2か月間性交や自慰を禁止する．

陰嚢への植皮術

陰嚢皮膚は伸展性に富むため，欠損が陰嚢の半分以下であれば陰嚢皮弁で被覆することが可能である[6)]．広範囲欠損の場合は皮弁か植皮かが選択されるが，陰嚢皮膚のしなやかな性状，外観，また精巣の放熱性を保つという点において分層植皮術が適していると報告されている[7)~10)]．しかし精巣鞘膜が露出した場合には，植皮は拘縮の可能性が高いため不向きとされる．皮弁の利点は外力に強く精巣の保護に適していること，有毛皮膚が再建できることが挙げられ，精巣が露出した場合には皮弁が必要とされている．しかし皮弁は放熱性に劣り精子の機能不全を引き起こす可能性があるため薄い皮弁で再建することが重要であり，pudendal thigh fasciocutaneous flap や anterolateral thigh flap などで良好な結果を得たとの報告がある[6)11)]．当施設では陰嚢皮膚欠損に対して精巣鞘膜の露出がなければ分層網状植皮を適応し，さらに深部に及ぶ場合については症例ごとに皮弁の適応を検討している．ほかに精巣を大腿部皮下などに埋め込む方法もあるが，違和感の自覚や放熱性の低下などが問題となる[7)]．

陰嚢への植皮術の実際としては，大腿から13/1,000 inch 程度の中間層分層採皮を行い，3倍メッシュとして4-0 PDS などの吸収糸で縫合固定し4-0絹糸でタイオーバー固定する．

女性外陰部への植皮術

女性外陰部は尿道，膣，肛門が近接しているため欠損が自由縁に接することが多く，また整容的観点から大陰唇の形状や深い陰裂を再建するため皮弁が選択される傾向にある[1)12)]．植皮の適応として自由縁と接していないこと以外に，深部再発の視認性や手術侵襲の軽重が考慮されることがある[13)14)]．

周術期管理

肛門に近接している場合には便による汚染が問題となるため，術前から低残渣食への変更や下剤の使用，術後止痢剤の使用による排便コントロールを行う．症例によってはフレキシシール®（コンバテック）などの排便管理システムを使用することも有効である．植皮部への圧迫やずれを予防するため，両下肢を下肢架台にのせ股関節を軽度外転位とし，術後1週間床上で安静を保持する．深部静脈血栓症の予防のため低用量未分画ヘパリンの投与，間欠的空気圧迫法を行う．

通常タイオーバー固定の解除は4，5日目に行うが，外陰部は感染のリスクが高いため，タイオーバー固定したガーゼ上からの観察，バイタルサインなどに注意し感染の疑いがあれば早期に洗浄処置などを行う[15)]．また外陰部への植皮に対する術後感染の予防に陰圧閉鎖療法やフィブリン糊が有効であると報告されている[4)16)17)]．

症　例

症例1：64歳，男性

陰嚢および陰茎部乳房外 Paget 病に対して腫瘍切除術を施行した．肉眼病変より3cm 離れた部位で mapping biopsy を行い，腫瘍細胞が陰性であることを確認したのち，腫瘍を陰茎では深陰茎筋膜上で陰嚢では外精筋膜上で切除した（図2-a）．陰嚢部の欠損は残存した陰嚢皮膚を伸展して縫縮した．大腿からの13/1,000 inch の分層植皮片を陰茎部に巻き付け，陰茎腹側部で黒ナイロン

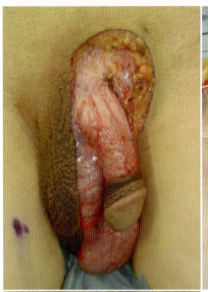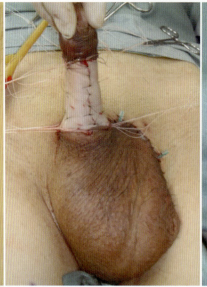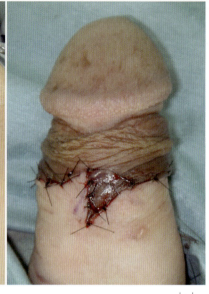

図 2. 症例 1
a：腫瘍切除後の状態
b：陰嚢部は縫縮され，陰茎部では分層植皮片が縫着されている．
c：瘢痕拘縮に対して Z 形成術が行われている．
d：術後 1 年の状態

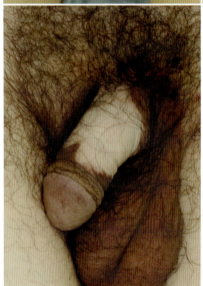

4-0 により植皮片同士を縫合し，周囲皮膚とは 4-0 絹糸にてタイオーバー固定した(図 2-b)．皮膚は全生着したが，亀頭部で全周性の瘢痕拘縮がみられたため後日，Z 形成術を行った(図 2-c)．現在は拘縮も解除され良好な形態が保たれている(図 2-d)．

症例 2：68 歳，男性

リンパ浮腫による陰茎腫大のため亀頭が埋没しており，尿線の乱れの改善を目的として手術の適応となった(図 3-a)．陰嚢，陰茎の皮膚皮下組織切除術を行った．陰茎，陰嚢の皮膚と皮下の線維化組織を深陰茎筋膜上まで切除した(図 3-b)．陰茎には大腿より電動デルマトームで 3/10 mm で採皮しシート状植皮を行った．陰茎腹側に縫合線を配置して 4-0 PDS で植皮片と植皮片を縫合固定し，4-0 絹糸にて周囲皮膚とタイオーバー固定した．陰嚢皮膚欠損の大部分は残存陰嚢皮膚を伸展させて被覆し，残りの欠損に対しては切除した陰嚢皮膚をパジェットデルマトームで 13/1,000 inch の分層植皮として 3 倍網状植皮を行った(図 3-c)．術後 7 日目にタイオーバー解除し，歩行開始，術後 11 日目に尿道バルーンを抜去しシャワー浴を許可した．植皮片は全生着し尿線の乱れも改善された．

症例 3：87 歳，男性

陰嚢部乳房外 Paget 病に対して腫瘍切除術を施行した．肉眼病変より 3 cm 離れた部位で mapping biopsy を行い，腫瘍細胞が陰性であることを確認し切除範囲を決定した(図 4-a)．肉様膜を含めて外精筋膜上で腫瘍を切除した．欠損は陰嚢の 3/4 程度と腹部大腿部に及び，陰嚢欠損の一部は縫縮し，残りの欠損に対して網状分層植皮術を施行した．大腿よりパジェットデルマトームで 13/1,000 inch の分層採皮を行い，3 倍メッシュとして欠損部に植皮術を行った(図 4-b)．メッ

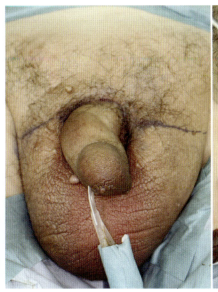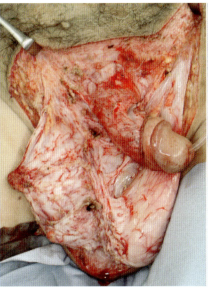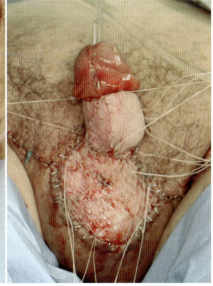

|a|b|c|

図 3. 症例 2
a：リンパ浮腫のため陰茎陰囊が腫大し亀頭が埋没している．
b：陰茎包皮を切開し亀頭を露出させた後，亀頭頸より近位から陰囊の大部分にかけて皮膚，皮下線維化組織を切除して展開した状態
c：陰茎にはシート状分層植皮，陰囊には網状分層植皮を行いタイオーバー固定した．

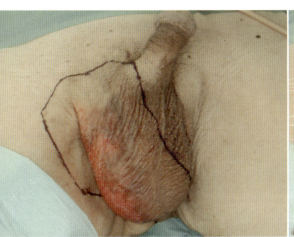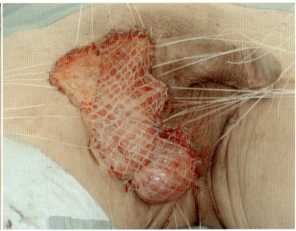

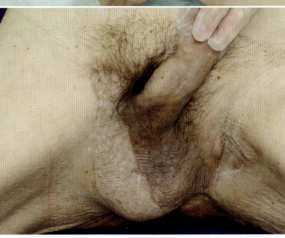

|a|b|
|c| |

図 4.
症例 3
a：術前に mapping biopsy を行い，腫瘍細胞が陰性であった部位にマーキングを行っている．
b：陰囊皮膚を外精筋膜上で切除し大腿より網状分層植皮を行いタイオーバー固定した．
c：術後 8 か月．植皮は柔らかく，陰囊の形態も良好である．

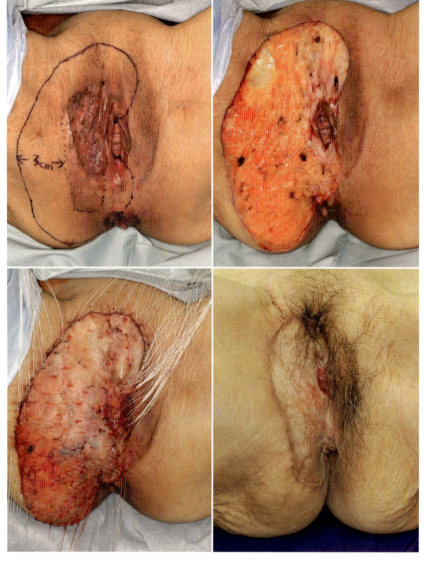

図 5.
症例 4
 a：術前に mapping biopsy を
  行い，切除範囲を決定した．
 b：脂肪層内で切除．欠損は腟
  外周の 1/2，肛門外周の 1/4
  程度と接していた．
 c：大腿よりシート状植皮を行
  いタイオーバー固定した．
 d：術後 7 か月．尿道口や肛門
  の狭窄は認めず排尿排便機能
  に問題はない．

シュ植皮片は下床と 4-0 バイクリルラピッドで縫合固定し，周囲皮膚とは 4-0 絹糸でタイオーバー固定した．術後陰嚢皮弁縫合部が離開したため再縫合を行ったが，植皮片は全生着した．残存陰嚢に対して色調は白色調ではあるが良好な形態としなやかさが保たれている（図 4-c）．

症例 4：81 歳，女性

外陰部乳房外 Paget 病のため腫瘍切除術を施行した．肉眼病変より 3 cm 離れた部位で mapping biopsy を行い，腫瘍細胞が陰性であることを確認し切除範囲を決定した（図 5-a, b）．腫瘍切除後の欠損は，腟外周の 1/2 と肛門外周の 1/4 に接していたが，全身麻酔が不能で，脊髄硬膜外麻酔での手術予定であったため，皮弁よりも簡便で短時間で済む植皮術を行うこととした．大腿からの分層シート植皮片にドレナージ孔を多数開け，植皮片と下床は 4-0 ナイロンで縫合固定し，植皮片と周囲皮膚とは 4-0 絹糸でタイオーバー固定した（図 5-c）．術後 5 日目にタイオーバーを解除したところ，腟周囲に緑色膿付着を認め，培養にて緑膿菌を検出した．同部位の植皮生着が不良であり一部潰瘍化したが洗浄処置とコリスチン・フラジオマイシン外用処置を行い，術後 26 日目に上皮化した．術後 11 日目より高熱を認め尿路感染症が原因と考えられたが創部の清潔を保つため尿道バルーンの留置は継続して抗生剤投与で対応

し，上皮化が得られた後に尿道バルーンを抜去した．術後尿道口や肛門の狭窄は認めず，排尿排便機能に問題はない（図 5-d）．

参考文献

1) 橋本一郎ほか：悪性腫瘍切除後の外陰会陰部再建における皮弁術と植皮術．Skin Cancer．**24**：423-426，2010．
2) Thakar, H. J., et al.：Skin grafting of the penis. Urol Clin North Am. **40**：439-448, 2013.
3) Ahmad, M., et al.：Use of a plastic syringe as a splint after penile surgery. J Plast Reconstr Aesthet Surg. **63**：e231, 2010.
4) Weinfeld, A. B., et al.：Circumferential negative-pressure dressing(VAC) to bolster skin grafts in the reconstruction of the penile shaft and scrotum. Ann Plast Surg. **54**：178-183, 2005.
5) 青木　繁ほか：陰茎手術における術後の工夫．Skin Cancer．**24**：287-291，2009．
6) Chen, S. Y., et al.：Fournier gangrene：a review of 41 patients and strategies for reconstruction. Ann Plast Surg. **64**：765-769, 2010.
7) Karian, L. S., et al.：Reconstruction of defects after Fournier gangrene：a systematic review. Eplasty. **26**：e18, 2015.
8) Alwaal, A., et al.：Utilities of split-thickness skin grafting for male genital reconstruction. Urology. **86**：835-839, 2015.
9) Konofaos, P., et al.：A technique for improving cosmesis after primary scrotum reconstruction with skin grafts. Ann Plast Surg. **75**：205-207, 2015.
10) Maguiña, P., et al.：Split thickness skin grafting for recreation of the scrotum following Fournier's gangrene. Burns. **29**：857-862, 2003.
11) 小平　聡ほか：有茎前外側大腿皮弁を用いた外陰部再建の有用性．日形会誌．**32**：379-385，2012．
12) 安倍吉郎ほか：【体表悪性腫瘍の部位別治療戦略】外陰臀部癌．PEPARS．**46**：61-67，2010．
13) 澤崎　隆ほか：広汎外陰切除術後に分層植皮術を施行した外陰癌の 2 例．日外科系連会誌．**24**：116-118，1999．
14) 中山凱夫ほか：皮膚悪性腫瘍の手術　乳房外 Paget 病の手術．形成外科．**40**：55-63，1997．
15) 高橋博之ほか：当科で経験した陰茎部外傷の 2 例．日農村医会誌．**60**：543-547，2011．
16) Ye, J., et al.：Negative pressure wound therapy applied before and after split-thickness skin graft helps healing of Fournier gangrene：a case report (CARE-Compliant). Medicine. **94**：e426, 2015.
17) Dainty, L. A., et al.：Novel techniques to improve split-thickness skin graft viability during vulvo-vaginal reconstruction. Gynecol Oncol. **97**：949-952, 2005.

ピン・ボード

第5回日本眼形成再建外科学会学術集会

会　期：平成29年6月3日(土)〜4日(日)
会　長：鈴木　亨(鈴木眼科クリニック)
会　場：北九州国際会議場
　　　　〒802-0001 北九州市小倉北区浅野3-9-30
　　　　Tel：093-541-5931
演題募集：申し込み期間は平成28年12月1日(木)〜平成29年3月17日(金)まで．学会ホームページ掲載の募集要項をご確認のうえ，メールにてお申し込みください．
会　費：会員の医師・企業社員：(事前)8,000円
　　　　　　　　　　　　　　　(当日)10,000円
　　　　非会員の医師・企業社員：(事前)10,000円
　　　　　　　　　　　　　　　　(当日)12,000円
　　　　医療機関の非医師職員：(事前)2,000円
　　　　　　　　　　　　　　　(当日)3,000円
　　　　学生，研修医：無料
　　　　懇親会費：(事前)6,000円，(当日)8,000円
　　　　事前参加登録の締め切り：平成29年5月12日(金)
　　　　尚，事前参加登録はオンラインでのクレジットカード決済のみとなります．
事前登録は学会ホームページよりお願いいたします(https://www.jsoprs.jp/)

内容(予定)：
シンポジウム：①眼瞼下垂の術式バリエーション
　　　　　　　②抗凝固治療中の患者の手術
　　　　　　　③アジアの涙嚢鼻腔吻合術鼻内法
特別講演：「甲状腺眼症の治療」
　　　　　柿崎裕彦(愛知医科大学病院眼形成・眼窩・涙道外科)
ランチョンセミナー：コーンビームCT
市民公開講座：瞼の美容形成とアンチエイジング(仮)

当日はクールビズを奨励しておりますので，ノーネクタイでご来場ください．

事務局：
　第5回日本眼形成再建外科学会学術集会事務局(鈴木眼科クリニック内)
連絡先：
　株式会社オービット
　TEL 093-616-1417　FAX 093-616-1418
　E-Mail：jsoprs5@gmail.com

Monthly Book Derma. 創刊20周年記念書籍

そこが知りたい 達人が伝授する
日常皮膚診療の極意と裏ワザ

■編集企画：**宮地 良樹**
（滋賀県立成人病センター病院長/京都大学名誉教授）

B5判　オールカラー　2016年5月発行
定価（本体価格：12,000円＋税）　380ページ
ISBN：978-4-86519-218-6 C3047

おかげをもちまして創刊20周年！
"そこが知りたい"を詰め込んだ充実の一書です!!

新薬の使い方や診断ツールの使いこなし方を分かりやすく解説し，日常手を焼く疾患の治療法の極意を各領域のエキスパートが詳説．「押さえておきたいポイント」を各項目ごとにまとめ，大ボリュームながらもすぐに目を通せる，診療室にぜひ置いておきたい一書です．

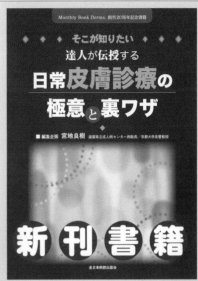

目 次

Ⅰ．話題の新薬をどう使いこなす？
1. BPO製剤 ... 吉田 亜希ほか
2. クレナフィン® ... 渡辺 晋一
3. ドボベット® ... 安部 正敏
4. 抗PD-1抗体 ... 中村 泰大ほか
5. スミスリン®ローション ... 石井 則久
6. グラッシュビスタ® ... 古山 登隆

Ⅱ．新しい診断ツールをどう生かす？
1. ダーモスコピー
   a) 掌蹠の色素性病変診断アルゴリズム ... 皆川 茜ほか
   b) 脂漏性角化症，基底細胞癌の診断ツールとして ... 貞安 杏奈ほか
   c) 疥癬虫を見つける ... 和田 康夫
   d) トリコスコピーで脱毛疾患を鑑別する ... 乾 重樹
2. Ready-to-useのパッチテストパネル活用法 ... 伊藤 明子

Ⅲ．最新の治療活用法は？
1. ターゲット型エキシマライトによる治療 ... 森田 明理
2. 顆粒球吸着療法 ... 金蔵 拓郎
3. 大量γグロブリン療法
   ―天疱瘡に対する最新の治療活用法は？ ... 青山 裕美
4. 新しい乾癬生物学的製剤 ... 大槻マミ太郎

Ⅳ．ありふれた皮膚疾患診療の極意
1. 浸軟した趾間白癬の治療のコツ ... 常深祐一郎
2. 真菌が見つからない足白癬診断の裏ワザ ... 常深祐一郎
3. 特発性蕁麻疹治療―増量の裏ワザ ... 谷崎 英昭
4. 蕁麻疹寛解後いつまで抗ヒスタミン薬を内服すべきか ... 田中 暁生
5. アトピー性皮膚炎のプロアクティブ療法 ... 中原 剛士
6. 母親の心を動かすアトピー性皮膚炎治療 ... 加藤 則人
7. 帯状疱疹関連痛治療のコツ ... 渡辺 大輔
8. 爪扁平苔癬と爪乾癬の鑑別 ... 遠藤 幸紀

Ⅴ．新しい皮膚疾患の診療
1. ロドデノール誘発性脱色素斑 ... 鈴木加余子ほか
2. 分子標的薬による手足症候群 ... 松村 由美
3. イミキモドの日光角化症フィールド療法 ... 出月 健夫
4. 日本紅斑熱と牛肉アレルギーの接点 ... 千貫 祐子ほか

Ⅵ．手こずる皮膚疾患の治療法〜いまホットなトピックは？
1. 病状が固定した尋常性白斑 ... 谷岡 未樹
2. 多発する伝染性軟属腫 ... 馬場 直子
3. 急速に進行する円形脱毛症 ... 大日 輝記
4. 凍結療法に反応しない足底疣贅 ... 石地 尚興
5. 尋常性痤瘡のアドヒアランス向上法 ... 島田 辰彦
6. テトラサイクリンに反応しない酒皶 ... 大森 遼子ほか
7. メスを使わない陥入爪・巻き爪の治療法 ... 原田 和俊
8. 掌蹠多汗症は治せる ... 横関 博雄
9. 痛みと抗菌を考えた皮膚潰瘍のドレッシング材活用法 ... 門野 岳史ほか
10. 伝染性膿痂疹―耐性菌を考えた外用薬選択法 ... 白濱 茂穂
11. IgA血管炎（Henoch-Schönlein）
    ―紫斑以外に症状のないときの治療法は？ ... 川上 民裕
12. 糖尿病患者の胼胝・鶏眼治療は？ ... 中西 健史

Ⅶ．変容しつつある治療の「常識」
1. 褥瘡患者の体位変換は考えもの？ ... 磯貝 善蔵
2. アトピー患者は汗をかいたほうがいい？ ... 室田 浩之
3. スキンケアで食物アレルギーが防げる？ ... 猪又 直子
4. フィラグリンを増やせばアトピーがよくなる？ ... 大塚 篤司
5. 保湿剤で痒疹が改善する？ ... 宇都宮綾乃ほか
6. 肝斑にレーザーは禁物？ ... 葛西健一郎
7. 小児剣創状強皮症にシクロスポリンが効く？ ... 天日 桃子ほか
8. 下腿潰瘍の治療は外用より弾性ストッキングのほうが重要？ ... 藤澤 章弘
9. 皮膚科医に診断できる関節症性乾癬とは？ ... 山本 俊幸
10. 一次刺激性接触皮膚炎の本態は？ ... 川村 龍吉
11. 長島型掌蹠角化症は意外に多い？ ... 椛島 健治
12. 菌状息肉症はアグレッシブに治療しないほうがいい？ ... 菅谷 誠
13. 脂腺母斑に発生する腫瘍は基底細胞癌ではない？ ... 竹之内辰也
14. 扁平母斑とカフェオレ斑―日本と海外の認識の違いは？ ... 伊東 慶悟
15. 帯状疱疹で眼合併症の有無を予見するには？ ... 浅田 秀夫

TOPICS
1. 乳児血管腫に対するプロプラノロール内服治療 ... 倉持 朗
2. 乾癬治療薬として公知申請に向け動き出したメトトレキサート ... 五十嵐敦之
3. 帯状疱疹ワクチン開発の現況 ... 渡辺 大輔
4. 日本人の肌の色を決定する遺伝子は？ ... 阿部 優子ほか
5. IgG4関連疾患 ... 多田 弥生ほか
6. ジェネリック外用薬の問題点 ... 大谷 道輝
7. 好酸球性膿疱性毛包炎―日本の現状は？ ... 野村 尚史
8. 足底メラノーマは汗腺由来？ ... 岡本奈都子
9. がん性皮膚潰瘍臭改善薬―メトロニダゾールゲル ... 渡部 一宏

（株）全日本病院出版会

〒113-0033　東京都文京区本郷3-16-4
TEL：03-5689-5989　FAX：03-5689-8030

お求めはお近くの書店または弊社ホームページ（http://www.zenniti.com）まで！

好評

骨・軟部腫瘍診断の熟達者が伝えたい，見逃さないための**44**視点！

見逃さない！
骨・軟部腫瘍外科画像アトラス

大幸　俊三/著　日本大学医学部客員教授

- 2014年5月刊
- 本体価格6,000円＋税
- B5判・150頁
- オールカラー

＜全169症例画像を呈示＞

部位別に疾患を示し，さらに代表症例には著者の経験から得た「視点」を交えながら診断のコツを解説．日常診療で「これは？」と疑うとき紐解きやすいよう，使いやすさに工夫を凝らした一冊です．

[主な項目]
Ⅰ．総　論
1. 骨・軟部腫瘍の悪性度
2. 骨・軟部腫瘍の確定診断
3. 骨・軟部腫瘍の診断と治療の手順
4. 自覚症状　　5. 術前の問題点
6. 中間群、低悪性、高悪性腫瘍の局所治療
7. 切除後充填/骨移植　　8. 血管移植/方法
9. 遊離/有茎筋皮弁による再建法
10. 化学療法　　11. 術後合併症
12. 骨・軟部腫瘍の分類
13. 穿刺生検　　14. 切開生検のpitfall
15. 不適切手術後の治療　　16. 切除縁評価
17. 骨・軟部腫瘍切除後機能評価
18. 骨・軟部腫瘍と代表症例の解説（発生年齢・部位・治療）
Ⅱ．カラーアトラス：発生部位の骨・軟部腫瘍疾患一覧

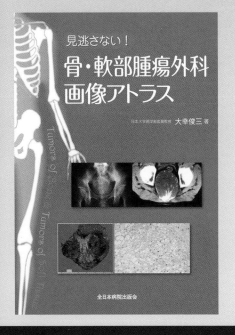

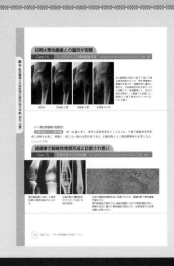

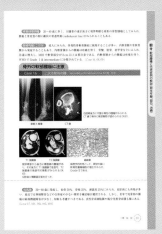

全日本病院出版会　〒113-0033　東京都文京区本郷3-16-4　Tel:03-5689-5989
http://www.zenniti.com　Fax:03-5689-8030

お求めはお近くの書店または弊社ホームページまで！

本邦初の「瘢痕・ケロイド治療」専門雑誌！

瘢痕・ケロイド治療ジャーナル

編集／**瘢痕・ケロイド治療研究会**

形成外科、皮膚科、放射線科など、関係各科の最新知見が満載！
バックナンバー大好評発売中！

No.10
2016年8月発行　オールカラー　80頁　定価3,300円+税
第10回瘢痕・ケロイド治療研究会講演集
● パネルディスカッション
「JSW Scar Scale の改訂―治療ガイドライン作成に向けて―第2回」

No.9
2015年9月発行　オールカラー　84頁　定価3,300円+税
特集パネルディスカッション「JSW Scar Scale の改訂・治療ガイドライン作成に向けて」

No.8
2014年6月発行　オールカラー　84頁　定価3,300円+税
特集パネルディスカッション「ケロイド・肥厚性瘢痕の外科的治療―手術は是か非か？―」
「我が教室の瘢痕・創傷治癒研究史―Where are we going？―」

No.7
2013年7月発行　オールカラー　60頁　定価3,300円+税
特別講演「両生類の皮膚再生と四肢再生の関係から見る，両生類再生研究の哺乳類への応用の可能性」

No.6
2012年7月発行　オールカラー　84頁　定価3,300円+税
特集パネルディスカッション「ケロイド・肥厚性瘢痕 分類・評価表 2011―JSW Scar Scale 2011―」

No.5
2011年8月発行　オールカラー　116頁　定価3,600円+税
特集パネルディスカッション「ケロイドと肥厚性瘢痕の分類と評価―瘢痕・ケロイド治療研究会の試み―」

No.4
2010年6月発行　オールカラー　140頁　定価3,600円+税
特集パネルディスカッション「傷跡はどこまでなおせるか―美容的瘢痕治療の最前線―」
「臓器別線維化疾患の治療戦略―線維化疾患という観点からケロイドを考える―」

No.3
2009年3月発行　オールカラー　76頁　定価3,300円+税
特集パネルディスカッション「ケロイドの分類 2008」

No.2
2008年3月発行　オールカラー　124頁　定価3,600円+税
特集パネルディスカッション「瘢痕・ケロイドに対する新しい治療の可能性」「ケロイドの分類」

(株)全日本病院出版会　〒113-0033　東京都文京区本郷3丁目16-4
TEL：03-5689-5989　　FAX：03-5689-8030
おもとめはお近くの書店または弊社ホームページ　http://www.zenniti.com　まで！

FAXによる注文・住所変更届け

改定：2015年1月

　毎度ご購読いただきましてありがとうございます．
　読者の皆様方に小社の本をより確実にお届けさせていただくために，FAXでのご注文・住所変更届けを受けつけております．この機会に是非ご利用ください．

◆ご利用方法
　FAX専用注文書・住所変更届けは，そのまま切り離してFAX用紙としてご利用ください．また，注文の場合手続き終了後，ご購入商品と郵便振替用紙を同封してお送りいたします．**代金が5,000円をこえる場合，代金引換便とさせて頂きます**．その他，申し込み・変更届けの方法は電話，郵便はがきも同様です．

◆代金引換について
　本の代金が5,000円をこえる場合，代金引換とさせて頂きます．配達員が商品をお届けした際に，現金またはクレジットカード・デビットカードにて代金を配達員にお支払い下さい(本の代金＋消費税＋送料)．(※年間定期購読と同時に5,000円をこえるご注文を頂いた場合は代金引換とはなりません．郵便振替用紙を同封して発送いたします．代金後払いという形になります．送料は定期購読を含むご注文の場合は頂きません)

◆年間定期購読のお申し込みについて
　年間定期購読は，1年分を前金で頂いておりますため，代金引換とはなりません．郵便振替用紙を本と同封または別送いたします．送料無料，また何月号からでもお申込み頂けます．
　毎年末，次年度定期購読のご案内をお送りいたしますので，定期購読更新のお手間が非常に少なく済みます．

◆住所変更届けについて
　年間購読をお申し込みされております方は，その期間中お届け先が変更します際，必ずご連絡下さいますようよろしくお願い致します．

◆取消，変更について
　取消，変更につきましては，お早めにFAX，お電話でお知らせ下さい．
　返品は，原則として受けつけておりませんが，返品の場合の郵送料はお客様負担とさせていただきます．その際は必ず小社へご連絡ください．

◆ご送本について
　ご送本につきましては，ご注文がありましてから約1週間前後とみていただきたいと思います．お急ぎの方は，ご注文の際にその旨をご記入ください．至急送らせていただきます．2〜3日でお手元に届くように手配いたします．

◆個人情報の利用目的
　お客様から収集させていただいた個人情報，ご注文情報は本サービスを提供する目的(本の発送，ご注文内容の確認，問い合わせに対しての回答等)以外には利用することはございません．

　その他，ご不明な点は小社までご連絡ください．

株式会社　全日本病院出版会
〒113-0033 東京都文京区本郷 3-16-4-7F
電話 03(5689)5989　FAX 03(5689)8030　郵便振替口座 00160-9-58753

FAX 専用注文書

形成・皮膚 1612　　年　月　日

○印	PEPARS	定価(税込)	冊数
	2017年1月～12月定期購読(No.121～132；年間12冊)(送料弊社負担)	41,256 円	
	PEPARS No.111 形成外科領域におけるレーザー・光・高周波治療	5,400 円	
	PEPARS No.100 皮膚外科のための皮膚軟部腫瘍診断の基礎	5,400 円	
	PEPARS No.99 美容外科・抗加齢医療―基本から最先端まで―	5,400 円	
	バックナンバー(号数と冊数をご記入ください) No.		

○印	Monthly Book Derma.	定価(税込)	冊数
	2017年1月～12月定期購読(No.252～264；年間13冊)(送料弊社負担)	40,932 円	
	MB Derma. No.249 こんなとき困らない 皮膚科救急マニュアル 新刊	5,184 円	
	MB Derma. No.242 皮膚科で診る感染症のすべて	5,832 円	
	MB Derma. No.236 実践 子ども皮膚科外来	5,184 円	
	バックナンバー(号数と冊数をご記入ください) No.		

○印	瘢痕・ケロイド治療ジャーナル		
	バックナンバー(号数と冊数をご記入ください) No.		

○印	書籍	定価(税込)	冊数
	カラーアトラス 爪の診療実践ガイド 新刊	7,776 円	
	睡眠からみた認知症診療ハンドブック―早期診断と多角的治療アプローチ― 新刊	3,780 円	
	そこが知りたい 達人が伝授する日常皮膚診療の極意と裏ワザ 新刊	12,960 円	
	肘実践講座 よくわかる野球肘 肘の内側部障害―病態と対応―	9,180 円	
	みみ・はな・のど感染症への上手な抗菌薬の使い方	5,616 円	
	創傷治癒コンセンサスドキュメント―手術手技から周術期管理まで―	4,320 円	
	複合性局所疼痛症候群(CRPS)をもっと知ろう	4,860 円	
	カラーアトラス 乳房外 Paget 病―その素顔―	9,720 円	
	スキルアップ！ニキビ治療実践マニュアル	5,616 円	

○	書名	定価	冊数	書名	定価	冊数
	今さら聞けない！小児のみみ・はな・のど診療Q&A I巻	6,264 円		今さら聞けない！小児のみみ・はな・のど診療Q&A I巻	6,264 円	
	超アトラス眼瞼手術―眼科・形成外科の考えるポイント―	10,584 円		実践アトラス 美容外科注入治療	8,100 円	
	イチから知りたいアレルギー診療	5,400 円		イチからはじめる 美容医療機器の理論と実践	6,480 円	
	見落とさない！見間違えない！この皮膚病変	6,480 円		アトラスきずのきれいな治し方 改訂第二版	5,400 円	
	図説 実践手の外科治療	8,640 円		腋臭症・多汗症治療実践マニュアル	5,832 円	
	使える皮弁術 上巻	12,960 円		使える皮弁術 下巻	12,960 円	
	匠に学ぶ皮膚科外用療法	7,020 円		目で見る口唇裂手術	4,860 円	
	多血小板血漿(PRP)療法入門	4,860 円		すぐに役立つ日常皮膚診療における私の工夫	10,800 円	

お名前　フリガナ　　　　　　　　　　　㊞　　　診療科

ご送付先　〒　－　　□自宅　□お勤め先

電話番号　　　　　　　　　□自宅　□お勤め先

バックナンバー・書籍合計 5,000円以上のご注文は代金引換発送になります

―お問い合わせ先―
㈱全日本病院出版会営業部
電話 03(5689)5989
FAX 03(5689)8030

年　月　日

住所変更届け

お名前	フリガナ	
お客様番号		毎回お送りしています封筒のお名前の右上に印字されております8ケタの番号をご記入下さい。
新お届け先	〒　　　都道府県	
新電話番号	（　　　）	
変更日付	年　　月　　日より	月号より
旧お届け先	〒	

※ 年間購読を注文されております雑誌・書籍名に✓を付けて下さい。
- ☐ Monthly Book Orthopaedics （月刊誌）
- ☐ Monthly Book Derma. （月刊誌）
- ☐ 整形外科最小侵襲手術ジャーナル （季刊誌）
- ☐ Monthly Book Medical Rehabilitation （月刊誌）
- ☐ Monthly Book ENTONI （月刊誌）
- ☐ PEPARS （月刊誌）
- ☐ Monthly Book OCULISTA （月刊誌）

FAX 03-5689-8030

全日本病院出版会行

PEPARS
ペパーズ

編集主幹
百束比古(日本医科大学名誉教授)
光嶋　勲(東京大学教授)
上田晃一(大阪医科大学教授)

各号定価 3,000円+税

ケロイド・肥厚性瘢痕の治療
―我が施設(私)のこだわり―
No. 117

編集企画/林　利彦(北海道大学准教授)

＜保存的治療編＞
- ケロイド・肥厚性瘢痕に対する保存的治療のトピックと今後の展開
- ケロイド・肥厚性瘢痕の保存的治療とエコーによる評価
- 基礎研究の視点から
- ケロイド・肥厚性瘢痕に対する複合的な保存治療
- 形成外科学的と皮膚科学的ケロイド・肥厚性瘢痕に対する保存的治療
- 色素レーザーを用いた赤色瘢痕・肥厚性瘢痕の治療
- 完遂を目指したオーダーメイド治療

＜外科的治療編＞
- ケロイド・肥厚性瘢痕に対する外科的治療のトピックと今後の展開
- トータルな整容的結果を重視した肥厚性瘢痕の外科的治療
- 当科におけるケロイド手術と術後補助療法のこだわり
- ケロイド・肥厚性瘢痕に対する外科的治療および術後補助療法
- ケロイド治療における圧迫・固定療法の実際
- ケロイドの再発制御を目指した外科的治療と術後補助療法

ボツリヌストキシンによる美容治療 実践講座
No. 116

編集企画/新橋　武(新橋形成外科クリニック院長)

- 前額部・眉間の表情皺に対するボツリヌストキシン治療
- 眼瞼周囲のボツリヌストキシン治療
- 口唇・頤の表情皺に対するボツリヌストキシン治療
- ボツリヌムトキシン治療による中下顔面と頚部の治療
　―ガミースマイル、バニーライン、口角挙上、プラティスマバンドについて―
- ボトックスリフト
- Intradermal-microbotox（イントラダーマル・マイクロボトックス）
- ボツリヌストキシンとフィラーのコンビネーションによる顔面のリジュビネーション
- ボツリヌストキシンと機器による照射系治療の併用
- 原発性局所多汗症に対するA型ボツリヌストキシン注射療法について

ティッシュ・エキスパンダー法
私の工夫
No. 115

編集企画/梶川明義(聖マリアンナ医科大学教授)

- λ切開によるティッシュ・エキスパンダー皮膚伸展法
- Unfolded cube advancement flap による組織拡張器皮膚伸展の工夫
- 耳介再建におけるティッシュ・エキスパンダーの利用方法
- ティッシュ・エキスパンダー/シリコーン・ブレストインプラントによる乳房再建
- ティッシュ・エキスパンダーと自家組織による乳房再建
- 脂肪移植による乳房再建
　―体外式乳房拡張器とティッシュ・エキスパンダーの工夫―
- 複数回のティッシュ・エキスパンダー(TE)法の工夫
- ティッシュ・エキスパンダーを複数個用いた瘢痕拘縮形成術
- テーピングによる皮膚伸展法
- K-system による感染エキスパンダーの救済法

手・上肢の組織損傷・欠損治療マニュアル
No. 114

編集企画/松村　一(東京医科大学教授)

外傷・熱傷による組織損傷・欠損の治療：
- 上肢における再接着術
- 指尖部欠損に対する治療
- 上肢デグロービング損傷の治療
- 背・手掌熱傷に対する治療
- 手・上肢の瘢痕拘縮に対する治療

腫瘍切除後の再建：
- 指・手部の腫瘍切除後の再建
- 前腕・肘部・上肢の切除後の再建

- 手・上肢への皮弁採取後の再建
- 麻痺手や神経再建
- 上肢リンパ浮腫に対する治療

イチから学ぶ！
頭頸部再建の基本
No. 113

編集企画/橋川和信(神戸大学准教授)

- 頭頸部再建に必要な顎口腔機能の基本
　―顎口腔機能と Functional unit reconstruction―
- 頭頸部再建に必要な鼻腔・副鼻腔・咽頭機能の基本
- 頭頸部再建に必要な腫瘍切除の基本
- 頭頸部再建で用いられる皮弁の基本的な挙上法
- 穿通枝皮弁を頭頸部再建に用いる際の基本
- 頭頸部再建における血管吻合・神経縫合の基本
- 頭蓋底・上顎再建の基本
- 舌・下顎・中咽頭再建の基本
- 下咽頭・頚部食道再建の基本
- 頭頸部再建における周術期管理の基本

顔面骨骨折の治療戦略
No. 112

編集企画/久徳茂雄(市立奈良病院部長)

- 顔面骨骨折ガイドラインの分析
- 顔面骨骨折の症状と画像診断
- 前頭骨骨折・前頭蓋底骨折
- 鼻骨骨折・鼻篩骨骨折
- 眼窩ブローアウト骨折のABC
- 頬骨骨折
- 上顎骨骨折・顔面多発骨折
- 下顎骨骨折
- 顎関節突起骨折治療の1案
- 顔面骨骨折の低侵襲治療
- 小児の顔面骨骨折、高齢者の顔面骨骨折
- 顔面骨骨折の陳旧例の治療

(株)全日本病院出版会

http://www.zenniti.com
（各号の目次から各項目のキーポイントまで閲覧できます.）

〒113-0033　東京都文京区本郷 3-16-4　　電話(03)5689-5989　　FAX(03)5689-8030

PEPARS

2007 年
- No. 14　縫合の基本手技　**増大号**
  　　　編集／山本有平

2010 年
- No. 37　穿通枝皮弁マニュアル　**増大号**
  　　　編集／木股敬裕

2011 年
- No. 51　眼瞼の退行性疾患に対する眼形成外科手術　**増大号**
  　　　編集／村上正洋・矢部比呂夫

2012 年
- No. 61　救急で扱う顔面外傷治療マニュアル
  　　　編集／久徳茂雄
- No. 62　外来で役立つ にきび治療マニュアル
  　　　編集／山下理絵
- No. 66　Plastic Handsurgery 形成手外科
  　　　編集／平瀬雄一
- No. 69　イチから始めるマイクロサージャリー
  　　　編集／上田和毅
- No. 70　形成外科治療に必要なくすりの知識
  　　　編集／宮坂宗男
- No. 71　血管腫・血管奇形治療マニュアル
  　　　編集／佐々木　了
- No. 72　実践的局所麻酔—私のコツ—
  　　　編集／内田　満

2013 年
- No. 73　形成外科における MDCT の応用
  　　　編集／三鍋俊春
- No. 75　ここが知りたい！顔面の Rejuvenation
  　　　—患者さんからの希望を中心に—　**増大号**
  　　　編集／新橋　武
- No. 76　Oncoplastic Skin Surgery
  　　　—私ならこう治す！
  　　　編集／山本有平
- No. 77　脂肪注入術と合併症
  　　　編集／市田正成
- No. 78　神経修復法—基本知識と実践手技—
  　　　編集／柏　克彦
- No. 79　褥瘡の治療 実践マニュアル
  　　　編集／梶川明義
- No. 80　マイクロサージャリーにおける合併症とその対策
  　　　編集／関堂　充
- No. 81　フィラーの正しい使い方と合併症への対応
  　　　編集／征矢野進一
- No. 82　創傷治療マニュアル
  　　　編集／松崎恭一
- No. 83　形成外科における手術スケジュール
  　　　—エキスパートの周術期管理—
  　　　編集／中川雅裕
- No. 84　乳房再建術 update
  　　　編集／酒井成身

2014 年
- No. 85　糖尿病性足潰瘍の局所治療の実践
  　　　編集／寺師浩人
- No. 86　爪—おさえておきたい治療のコツ—
  　　　編集／黒川正人
- No. 87　眼瞼の美容外科 手術手技アトラス　**増大号**
  　　　編集／野平久仁彦
- No. 88　コツがわかる！形成外科の基本手技
  　　　—後期臨床研修医・外科系医師のために—
  　　　編集／上田晃一
- No. 89　口唇裂初回手術
  　　　—最近の術式とその中期的結果—
  　　　編集／杠　俊介
- No. 90　顔面の軟部組織損傷治療のコツ
  　　　編集／江口智明
- No. 91　イチから始める手外科基本手技
  　　　編集／高見昌司
- No. 92　顔面神経麻痺の治療 update
  　　　編集／田中一郎
- No. 93　皮弁による難治性潰瘍の治療
  　　　編集／亀井　譲
- No. 94　露出部深達性熱傷・後遺症の手術適応と治療法
  　　　編集／横尾和久
- No. 95　有茎穿通枝皮弁による四肢の再建
  　　　編集／光嶋　勲
- No. 96　口蓋裂の初回手術マニュアル
  　　　—コツと工夫—
  　　　編集／土佐泰祥

2015 年
- No. 97　陰圧閉鎖療法の理論と実際
  　　　編集／清川兼輔
- No. 98　臨床に役立つ 毛髪治療 update
  　　　編集／武田　啓

バックナンバー一覧

No. 99 美容外科・抗加齢医療
　　　―基本から最先端まで― 増大号
　　　編集/百束比古
No. 100 皮膚外科のための皮膚軟部腫瘍診断の基礎 臨時増大号
　　　編集/林 礼人
No. 101 大腿部から採取できる皮弁による再建
　　　編集/大西 清
No. 102 小児の頭頸部メラニン系あざ治療のストラテジー
　　　編集/渡邊彰二
No. 103 手足の先天異常はこう治療する
　　　編集/福本恵三
No. 104 これを読めばすべてがわかる！骨移植
　　　編集/上田晃一
No. 105 鼻の美容外科
　　　編集/菅原康志
No. 106 thin flap の整容的再建
　　　編集/村上隆一
No. 107 切断指再接着術マニュアル
　　　編集/長谷川健二郎
No. 108 外科系における PC 活用術
　　　編集/秋元正宇

2016 年
No. 109 他科に学ぶ形成外科に必要な知識
　　　―頭部・顔面編―
　　　編集/吉本信也
No. 110 シミ・肝斑治療マニュアル
　　　編集/山下理絵
No. 111 形成外科領域におけるレーザー・光・高周波治療 増大号
　　　編集/河野太郎

No. 112 顔面骨骨折の治療戦略
　　　編集/久徳茂雄
No. 113 イチから学ぶ！頭頸部再建の基本
　　　編集/橋川和信
No. 114 手・上肢の組織損傷・欠損 治療マニュアル
　　　編集/松村 一
No. 115 ティッシュ・エキスパンダー法 私の工夫
　　　編集/梶川明義
No. 116 ボツリヌストキシンによる美容治療 実践講座
　　　編集/新橋 武
No. 117 ケロイド・肥厚性瘢痕の治療
　　　―我が施設(私)のこだわり―
　　　編集/林 利彦
No. 118 再建外科で初心者がマスターすべき 10 皮弁
　　　編集/関堂 充
No. 119 慢性皮膚潰瘍の治療
　　　編集/館 正弘

各号定価 3,240 円．ただし，No. 14, 37, 51, 75, 87, 99, 100, 111 は増大号のため，定価 5,400 円．
在庫僅少品もございます．品切の場合はご容赦ください．

（2016 年 12 月現在）

本頁に掲載されていないバックナンバーにつきましては，弊社ホームページ(http://www.zenniti.com)をご覧下さい．

全日本病院出版会　　検索 click

2017 年 年間購読 受付中！
年間購読料　41,256 円(消費税込)(送料弊社負担)
(通常号 11 冊，増大号 1 冊：合計 12 冊)

次号予告

他科に学ぶ形成外科に必要な知識
―四肢・軟部組織編―

No.121（2017年1月号）

編集／獨協医科大学越谷病院整形外科准教授
佐野和史

手外科領域の局所麻酔手術………金谷　耕平
形成外科診療と複合性局所疼痛症候群（CRPS）
　―NSAIDが効かない痛みにどう対処するか―
　………………………………古瀬　洋一
形成外科診療で注意すべき医原性
　神経損傷………………………藤原　浩芳
指粘液囊腫と手関節ガングリオン
　………………………………坪川　直人
比較的よく遭遇する上肢の皮下腫瘍
　―腱滑膜巨細胞腫と神経鞘腫―……池田　和夫
手根管症候群手術の留意点………國吉　一樹
難治性手指ばね指の治療…………森澤　妥
創外固定器を用いた関節拘縮解離術
　―指用イリザロフ創外固定器を中心に―
　………………………………五谷　寛之
下腿足部軟部組織欠損に対する
　創外固定の利用法………………杉本　一郎
母指化手術を望まない母指形成不全重症例
　に対する母指温存治療…………高山真一郎ほか

編集顧問：	栗原邦弘	東京慈恵会医科大学前教授
	中島龍夫	慶應義塾大学名誉教授
編集主幹：	百束比古	日本医科大学名誉教授
	光嶋　勲	東京大学教授
	上田晃一	大阪医科大学教授

No.120　編集企画：
　安田　浩　産業医科大学病院診療教授

PEPARS　No.120

2016年12月10日発行（毎月1回10日発行）
定価は表紙に表示してあります．
Printed in Japan

ⓒ ZEN・NIHONBYOIN・SHUPPANKAI, 2016

発行者　　末　定　広　光
発行所　　株式会社　全日本病院出版会
〒113-0033 東京都文京区本郷3丁目16番4号
　　電話（03）5689-5989　Fax（03）5689-8030
　　郵便振替口座 00160-9-58753

印刷・製本　三報社印刷株式会社　　電話（03）3637-0005
広告取扱店　㈱日本医学広告社　　　電話（03）5226-2791

- 本誌に掲載する著作物の複製権・翻訳権・上映権・譲渡権・公衆送信権（送信可能化権を含む）は株式会社全日本病院出版会が保有します．
- JCOPY ＜(社)出版者著作権管理機構　委託出版物＞
  本誌の無断複写は著作権法上での例外を除き禁じられています．複写される場合は，そのつど事前に，(社)出版者著作権管理機構（電話 03-3513-6969, FAX 03-3513-6979, e-mail: info@jcopy.or.jp）の許諾を得てください．
- 本誌をスキャン，デジタルデータ化することは複製に当たり，著作権法上の例外を除き違法です．代行業者等の第三者に依頼して同行為をすることも認められておりません．

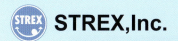

STREX, Inc.

Cryo Cell System

iPS/ES細胞・幹細胞・臍帯血・ヒト/動物のIVF（エンブリオ・卵母細胞・精子等）の凍結に！

ポータブルプログラムディープフリーザー　PDFシリーズ

緩慢凍結法にて各種細胞への効果的な凍結が可能です。卓上型コンパクト設計で、各種サンプルに応じた凍結プログラムを－８０℃までパソコンで簡便に設定できます。

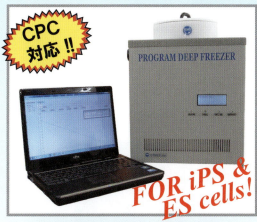

CPC対応!!　**FOR iPS & ES cells!!**

液体窒素・凍結剤不要
- スターリング方式の冷却により、液体窒素・凍結剤不要
- 薬剤不要で、ランニングコストが大幅削減

コンパクト設計
- クリーンルーム内及び車内(オプション)での使用も可能
- CPC (Cell Processing Center) 対応

フリージングプレートの交換可能
- 使用内容に応じてフリージングプレートの交換可能
- 希望サイズでの設計も承ります

パソコンでのデータ管理機能
- ご希望の凍結パターン/プログラムの設定可能
- パソコンでの温度モニタリング及び記録が可能

ヒータ内蔵
- CPCでのルーチンワークに対応し、凍結後フリージングプレートの温度を室温に戻します。

□ フリージングプレート　※ご希望サイズでの製作も可能

細胞へのメカニカルストレス負荷刺激装置！
培養細胞伸展システム　STシリーズ

再生医療三次元培養にも!!

ストレックス社の培養細胞伸展システムは細胞に伸展・圧縮刺激を加えながら培養することで生体内に近い環境を与えるため、静的培養とは異なる細胞の変化・応答が観察できます。

- 全ての細胞に均一な一軸負荷
- 超低速から高速まで安定した動きが可能
- 伸展から圧縮まで、64通りの多様なストレッチパターン
- 細胞の固定、蛍光イメージングなど様々な処理が可能なシリコンチャンバー

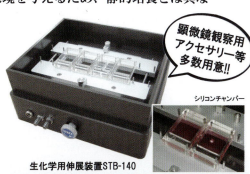

生化学用伸展装置STB-140

顕微鏡観察用アクセサリー等多数用意!!

シリコンチャンバー

ストレックス株式会社　大阪市中央区南船場2-7-14大阪写真会館　TEL 06-6271-9373

E-Mail : info@strex.co.jp　　http://www.strex.co.jp

※全ての装置でデモンストレーション・貸出可能です。その他ご希望システムの提案・設計も承ります。

遺伝子医学 MOOK 27
iPS細胞を用いた難病研究
－臨床病態解明と創薬に向けた研究の最新知見

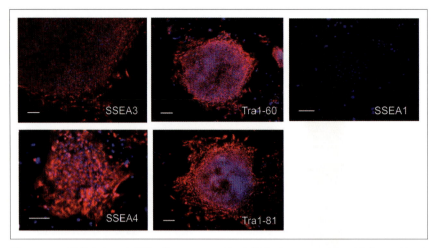

● SBMA患者由来iPS細胞（SBMA-iPSC）の樹立（文献6より）　（本文55頁参照）

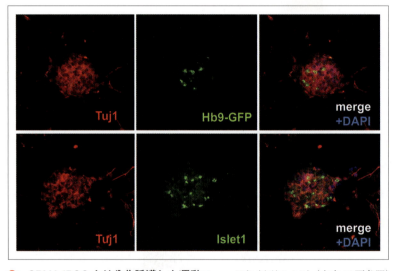

● SBMA-iPSCより分化誘導した運動ニューロン（文献6より）（本文56頁参照）

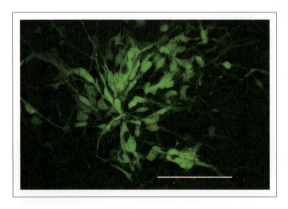

● GFP発現レンチウイルスベクターで標識された運動ニューロン　（本文62頁参照）

スケールバー　100μm